Teresa M. Taddonio M.A.
VBCI e.V.

SPÄT ERKANNT UND TROTZDEM HEILBAR

BORRELIOSE

Hintergründe und Zusammenhänge eines Krankheitsbildes

Teresa M. Taddonio M.A.
VBCI e.V.

SPÄT ERKANNT UND TROTZDEM HEILBAR

BORRELIOSE

Hintergründe und Zusammenhänge eines Krankheitsbildes

Michaels Verlag

Wichtiger Hinweis:

Die in diesem Buch vorgestellten Informationen sind sorgfältig erarbeitet und geprüft worden. Dennoch kann keine Garantie übernommen werden. Die von der Autorin vertretenen Auffassungen in Bezug auf Krankheiten und ihre Behandlungen weichen teilweise von der allgemein anerkannten medizinischen Wissenschaft ab. Jeder Leser ist aufgefordert, in eigener Verantwortung zu entscheiden, ob und wie die in diesem Buch vorgestellten Behandlungsmethoden für ihn eine Alternative zur Schulmedizin darstellen.
Eine Haftung der Autorin bzw. des Verlages für Nachteile oder Schäden ist ausgeschlossen. Bitte beachten Sie in jedem Fall die Grenzen der Selbstbehandlung.

Spät erkannt und trotzdem heilbar
z.B. Borreliose

ISBN 13: 978-3-89539-476-8

2. Auflage Dezember 2008

Michaels Verlag
Ammergauer Str. 80
86971 Peiting
Tel.: 08861-59018 Fax: 08861-67091
www.michaelsverlag.de
E-Mail: mvv@michaelsverlag.de

INHALT

Meiner Mutter

Meine todkranke Mutter hatte sich sehr gewünscht, mit dem IPT Verfahren behandelt zu werden.

Leider ist ihr Wunsch nicht in Erfüllung gegangen, weil sie starb bevor, man sie mit diesem Verfahren behandeln konnte.

Aus diesem Grund liegt die Verbreitung und Anwendung des IPT Verfahrens mir besonders am Herzen.

Dieses Verfahren kann Leben retten!!!

DANK

Für die ärztliche Beratung und Begleitung während der schriftstellerischen Arbeit dankt die Autorin Frau Dr. Desanka Petricevic-Riedl.

Mit großer Geduld und Einfühlungsvermögen hat sie mit mir ihre medizinischen Probleme in Bezug auf dieses Buch besprochen.

Frau Dr. Petricevic-Riedl konnte ihre Fragen immer exakt beantworten, ihre Ängste und Zweifel aufgreifen und ihr auch dann helfen, wenn sie einfach nicht mehr konnte.

Die Infektiologie ist eine schwierige Materie im Bereich der Humanmedizin. Zu Ihrer Durchdringung bedarf es ebenso umfassender Kenntnisse auch der Tiermedizin, Immunologie, Mikrobiologie, Virologie, Toxikologie und Naturheilkunde; Aus deren souveränen Verknüpfung heraus Frau Dr. Petricevic-Riedl ihre Erfolge erzielt.

Liebe Frau Dr. Petricevic-Riedl, die Redaktion dankt Ihnen vom Herzen für Ihre Präsenz bei diesem Buchprojekt. Sie haben dieses Projekt mit viel Leben, Licht, Freude und mit ihrem praktischen und theoretischen medizinischen Können bereichert.

Für die juristische Begleitung des Werks dankt die Autorin Herrn Rechtsanwalt Alexander Kluge, der gerne auch schwierige Mandate übernimmt und dem VBCI e. V als Rechtsanwalt zur Seite steht, wenn Patienten seine Arbeit brauchen.

In vertrauter Manier hat der Autorin als Arzt und Infektiologe Rolf Jansen Rosseck zur Seite gestanden. In ihrem ersten Buch hatte sie ihn bereits als wichtige Person im Kampf um die Anerkennung von Infektionskrankheiten gewürdigt und möchte ihm an dieser Stelle noch einmal ganz besonders für seine Hilfe und für seinen unerschöpflichen Einsatz zugunsten der gemeinsamen Ziele danken. Wie kein anderer ist er in der Lage, auch schwierige Fälle medizinisch zu einer Lösung zu bringen und Patienten neuen Lebensmut zu schenken. Der VBCI e.V. schätzt sich glücklich, mit diesem besonderen Arzt zusammen zu arbeiten.

Weiterhin möchte die Autorin allen nicht benannten Menschen danken, ohne die das Buch nicht zustande gekommen wäre. Die Autorin bedankt sich bei allen Interview- und Gesprächspartnern, die mit Dokumentationen und Hinweisen bei der Recherche geholfen haben.

Zum Schluss ein besonderes Dankeschön an Herrn Hans Schmidt für die beständige und geduldige Begleitung der redaktionellen Arbeit.

Teresa Maria Taddonio

02. Juli 2007

Einleitung

Die Reaktion der Leser auf das erste Buch war überwältigend. Der VBCI e.V. erhält weiterhin täglich Anrufe von Hilfe suchenden Betroffenen. Nach dem erfolgreichen Ratgeberbuch „Zeckenbiss und dann“ geht es auch in diesem Buch um die Problematik Multisystemischer Krankheiten. Dazu gehören nicht nur die im ersten Buch erwähnten Borrelien und Rickettsien, sondern auch Borna-Virus, Mikrokokken Infektionen und Parasiten wie Helminthen und Protozoen. Diese werden hier in Zusammenhang mit Borreliose und Rickettsien Infektionen dargestellt.

Mögliche Therapieformen wie das IPT Verfahren werden beschrieben und der Zusammenhang zwischen Chronischen Infektionen und Krebs wird diskutiert.

Die hoch dosierte, gepulste Therapie von Dr. Cecile Jadin bleibt für den VBCI e.V. die Grundlage für die Behandlung Chronischer Rickettsiosen und Chronischer Borrelien Infektionen und wird hier ebenfalls neu erläutert.

Das zweite Hauptthema dieses Ratgeberbuches ist die gesellschaftliche, rechtliche und politische Relevanz von Borreliose und anderen Infektionen, anhand von Themen wie dem neuen Infektionsschutzgesetz als Rationalisierungsmaßnahme. Die Autorin zeigt, welche Auswirkungen dieses Gesetz für unseren Alltag hat.

Die Chancen der Off-Label Therapie werden für Patienten klar dargestellt. Schließlich wird gezeigt, wie man sich als Infektionspatient durchsetzen kann. Die Möglichkeit einer Beschwerde wegen Diskriminierung als Kranke vor der EU-Kommission für Menschenrechte wird hier schließlich erwogen und als Möglichkeit für uns Kranke vorgestellt.

Die Rolle der Apparatemedizin und der Pharmaindustrie wird nicht verschwiegen: Als Beispiel wird das Schicksal eines gewissenhaften Borreliose Spezialisten, Dr. Joachim Ledwoch beschrieben, der Borreliose auf Krankenschein behandelte und deswegen vom medizinischen System wirtschaftlich ruiniert und persönlich in die Enge getrieben wurde.

Mitten in der Schlussredaktion erhielt der VBCI e.V. die Nachricht, dass ein weiterer bekannter Arzt, Dr. Julius Hellenthal, Borreliose- und Krebsarzt unter großem inoffiziellen Druck zur Flucht ins Ausland getrieben wurde, weil er sich aufgrund seines Engagements für diese gerechte Sache seines Lebens nicht mehr sicher fühlte.

Am Ende spricht die Autorin über die Chancen von Infektionskranken, sich zu solidarisieren und über das Hilfe - zur - Selbsthilfe - Projekt für Infektionspatienten des VBCI e.V. Für dieses Projekt werden weiterhin Kranke und Nichtkranke zur Mithilfe aufgerufen!!!

Dieses Buch will eine Mischung aus Ratgeber- und Sachbuch sein. Möglichst viele Meinungen kommen direkt zur Sprache, was wiederum die vielen Begegnungen und Anregungen auf dem Weg zur Anerkennung des Krankheitsbildes der Multisystemischen Infektionskrankheiten reflektiert.

Das Ziel ist, dass der Weg der Anerkennung des Krankheitsbildes „Multisystemische Infektionen“ weiter beschritten wird und zwar von unten nach oben. Die politische Verantwortung trägt letztendlich jeder, ob krank oder nicht krank.

Ein drittes Buch wird zu diesem Thema erscheinen. Ziel ist es, die weitere medizinische, politische und rechtliche Entwicklung darzustellen, die Initiative zum zivilen Ungehorsam zu stärken und die Menschen aus ihrer unbewussten Lethargie herauszuholen. Anschließend wird die Autorin eine Reise nach Johannesburg antreten, um Praxiserfahrungen bei Frau Dr. Cecile Jadin zu sammeln. Diese Reise wird zur weiteren Vertiefung dienen und dazu die Entwicklungen vor Ort zu begleiten und dokumentieren.

Die Frage der Erreichbarkeit der medizinischen Ziele hängt letztendlich von der Tatsache ab, inwieweit die Menschen politisch aktiv sind und dazu bereit, sich für diese Ziele einzusetzen.

Vorwort

Ein Gespräch mit dem Ethikprofessor und Jesuitenpater Dr. Friedhelm Hengsbach über die ethische Dimension von chronischen Krankheiten und über die Gefahr der Auflösung des Solidargedankens für unser Gesellschaftssystem.

T.:
Eine sachliche Auseinandersetzung mit den sozialen Problemen, zum Beispiel Hartz IV ist unbedingt notwendig. In den Medien spricht man darüber überhaupt nicht mehr, als ob das Problem sich von selbst gelöst hätte. Das ist aber nicht der Fall, die Betroffenen müssen ihr Recht erst einklagen. Wem kommt das zugute?

H.:
Wenn die Klage erfolgreich ist, das heißt, wenn die Sozialgerichte eine positive Stellung dazu vertreten, dann werden die Betroffenen erfolgreich sein. Aber das ist natürlich ein sehr umständlicher Weg. Ich bin nicht der Meinung, dass Hartz IV (als Thema) in der Versenkung verschwindet. Die Öffentlichkeit und auch die Medien sind alarmiert und sind nicht bereit, die offizielle Version der Regierung zu unterstützen, dass Hartz IV- Empfänger soziale Parasiten seien. Es geht eigentlich darum, dass die Hartz Gesetze zum einen aufgedeckt haben, wie groß die Armut in der Bundesrepublik tatsächlich ist, zum anderen, dass Menschen, die sich bis jetzt geschämt haben, Sozialhilfe zu beantragen, jetzt zum Arbeitsamt gehen und ihre Ansprüche auf Arbeitslosengeld II stellen. Weiterhin hat es sich herausgestellt, dass es viele Menschen gibt, die ein Arbeitseinkommen erzielen, die also erwerbstätig sind und nicht die Armutsschwelle überschreiten, dass diese insofern auch ein Recht auf ergänzende Sozialleistungen haben. Also ich denke, dass die Menschen, die jetzt diese Sozialleistungen beanspruchen, dazu ein Recht haben. Das drückt sich einerseits in den Klagen und zum anderen auch darin aus, dass die Ausgaben viel höher sind, als man ursprünglich erwartet hatte. Die Armut in Deutschland ist das große Problem.

Und das schadet der Gesellschaft. Die Gesellschaft ist dabei, die Spaltung und die Risse, die am unteren Rand vorhanden sind zu vergrößern, weil , zu den ursprünglichen Beziehern von Sozialhilfe immer mehr Leute hinzugekommen sind, die diese Leistung in Anspruch nehmen. Das haben auch die ersten Beobachtungen gezeigt, dass also am unteren Rand der Einkommen die Schere sich öffnet. Immer mehr Menschen geraten in die Armutsfalle hinein. Sie sind zu einer Lebenslage verurteilt, die sie arm macht. Sie können nur unter äußersten Anstrengungen ein menschen-würdiges Leben führen.

T.:

Die Gesellschaft grenzt immer mehr Menschen aus, die Ausgrenzung hat eine neue Qualität erreicht: Leute, die von ihrer Arbeit nicht mehr Leben können, Leute die Krankheiten haben, für die sie sich Behandlungen und Medikamente nicht leisten können, Leute die Laboruntersuchungen nicht bekommen, die sie brauchen, warum helfen aus Ihrer Sicht die Ärzte diesen Menschen nicht? Rechtlich gesehen haben diese Patienten nach § 13, I6 SGB ein Recht auf adäquate Behandlung. Die Behandlung wird de facto verweigert mit dem Argument der Budgetierung, die Krankenkassen raten zu Arztwechsel, vor allem chronisch Kranke fallen aus dem System heraus, die Budgetierung, die eigentlich eine Vereinbarung zwischen den Kassen und den Ärzten ist, wird auf die Patienten abgewälzt. Die Ärzte benutzen pauschal das Argument gegen die Patienten. Wie betrachten Sie dieses Problem aus ethischer Sicht?

H.:

Zum Thema der Jahrhundertreformen, das heißt der großen Projekte zur Arbeit, Gesundheit und Rente muss folgendes gesagt werden: Die institutionalisierte Solidarität, die dazu eingerichtet worden war, um gesellschaftliche Risiken abzufedern, wird vielmehr systematisch deformiert oder man könnte auch sagen demontiert. Das äußert sich darin, dass die gesellschaftlichen Risiken dem Einzelnen angelastet werden, also individualisiert werden.
Die Arbeitslosen sind (angeblich) selbst für ihre Arbeitslosigkeit verantwortlich, die Kranken selbst dafür verantwortlich, dass sie in solche Situationen geraten, man sagt, sie hätten sich besser ernähren

können oder sich früher anders verhalten sollen, oder sie hätten gesundheitsbewusst leben sollen. Und denjenigen, die arm sind, denen wird vorgeworfen dass sie nicht genug für ihre Qualifikation unternommen haben. Also gesellschaftliche Risiken werden individualisiert. Wenn dieser Umbruch vollzogen ist, stellt man sich die Frage, warum soll die Gesellschaft dann diese Risiken solidarisch absichern, wenn es eine private Vorsorge gibt. Das ist kein Problem für die Menschen, die wohlhabend genug sind oder über ein entsprechendes Einkommen verfügen, wohl aber für die Menschen, die praktisch am Rand der Armut leben, woher sollen sie jetzt diese private Vorsorge leisten?
Das Ergebnis ist, dass die Armutsquote, das Armutsrisiko unter der Bevölkerung wächst, wie der zweite. Armutsbericht der Bundesrepublik Deutschland nachgewiesen hat. Und beim Gesundheitssystem denke ich: Man hatte bisher den Eindruck, dass die Ärzteschaft insgesamt, sowohl die niedergelassenen Ärzte als auch die in den Krankenhäusern, autonom bestimmen konnten, was den Menschen fehlt, und was ihnen bereitgestellt werden soll. Jetzt ist es aber so, es hat sich durch die sogenannte Reform das Gewicht der Macht verschoben: Die Kassen diktieren und sie diktieren ausschließlich nach ökonomischen Gesichtspunkten. Der Gesetzgeber hat ihnen dazu das Recht gegeben und der Gesetzgeber steht wiederum unter dem Druck der Wirtschaft, der Lobby, die die Lohnnebenkosten senken will.
Das heißt, ökonomische Gründe sind jetzt ausschlaggebend dafür, ob Menschen aus der Krankheit in einen Zustand der Gesundheit überführt werden können oder nicht! Dies ist eine völlige Perversion des gesamten Gesundheitssystems: Es wird nicht mehr das medizinische Notwendige getan, das medizinisch Notwendige den Menschen bereitgestellt, sondern (nur noch) das, was billig ist!

T.:
Wie sehen Sie den Status von chronisch Kranken, die von Kassen und Ärzten nichts bekommen, weil die Ärzte sich nur an Privatpatienten wenden?

H.:

Zum Unterschied zwischen Kassen- und Privatpatienten kann ich folgendes sagen: Die ständische Unterscheidung widerspricht jeder modernen Gesellschaftsauffassung und ist längst hinfällig. Eine Gesundheitsreform, die diesen Namen verdient, müsste hier ansetzen. Als Beispiel nenne ich die Überlegungen zu einer Bürgerversicherung. Man kann nur hoffen und erwarten, dass die von der großen Koalition angekündigte Gesundheitsreform diesen Unterschied oder sogar Widerspruch zwischen einer privaten und gesetzlichen Versicherung aufhebt. Ein wesentliches Element, woran das Gesundheitssystem krankt, ist die ständische Unterscheidung ob Richter, Selbstständiger oder abhängig Beschäftigter. Die Tatsache, dass davon die Chance abhängig ist, eine Krankheit zu überwinden oder wieder gesund zu werden, entspricht einem feudalen System schlimmsten Mittelalters und müsste eigentlich in einer modernen Gesellschaft aufgehoben werden.
Nicht der Stand oder die soziale Stellung, sondern einzig und allein die Notlage muss entscheidend sein, dass ein Mensch mit einer bestimmten Krankheit die Mittel bekommt, die notwendig sind, um gesund zu werden.

T.:

Wie sehen Sie die Möglichkeiten der Ärzte? Was müsste geschehen, um die Entscheidungskraft der Ärzte zu stärken? Wie sehen Sie die Erfolge des vor einigen Zeiten stattgefundenen Ärztestreiks?

H.:

Etwas kann nur dann erreicht werden, wenn Menschen ihre miserable Situation nicht als Schicksal und nicht als durch persönliches Fehlverhalten verursacht ansehen, sondern als strukturelle Notlage. Sie können sich dann solidarisieren und in der Öffentlichkeit das Bewusstsein schaffen: Hier gibt es eine strukturelle Krise und nicht ein individuelles Fehlverhalten. Das haben die Ärzte jetzt gezeigt. Ich kann mich erinnern, noch vor Monaten haben sie mir auf die Forderung, dass sie sich organisieren müssten und, dass sie geschlossen nein sagen müssen gegenüber den Forderungen der Krankenhausleitungen oder der Chefärzte, geantwortet: „Ja, wir können doch nicht die Patienten liegen lassen und wir können doch die Arbeiten, die da jetzt anfallen, nicht unseren Kolleginnen und Kollegen aufhalsen." Also eine individuelle Reaktion auf eine strukturelle Krise. Durch den Streik ist Solidarität eingetreten: Die Ärzte haben gemeinsam vor denen protestiert, die für diese miserable Arbeitssituation unter den Ärzten politisch verantwortlich sind. Und das führte zu einem Erfolg. Und so was Ähnliches müsste man auch bei bestimmten Krankheitsbildern machen: Die Betroffenen oder Ihre Vertreter müssten sich zu einer solidarischen Aktion zusammenschließen. Man müsste den Abgeordneten zum Beispiel auch klarmachen, für welche Situation sie verantwortlich sind; Man müsste einflussreiche Mediziner gewinnen und die Tatsachen an die Öffentlichkeit tragen. Es war ja auch in der Vergangenheit so, dass bestimmte Krankheiten, die offiziell nicht anerkannt wurden, ins Bewusstsein gehoben wurden dadurch, dass sich Verbände und Kleingruppen gegründet haben, die Probleme in den medizinischen Komplex trugen, was zu Lösungen und Veränderungen führte. So was müsste sich immer wiederholen. Ohne Gegendruck auf die Reformen von oben kann man dem, was bis jetzt an politischem Druck erzeugt wurde, nicht entgegentreten.

T.:
Was müssen die niedergelassenen Ärzte tun?

H.:
Sie müssen erkennen, dass sie keine selbstständigen Unternehmer mehr sind, die ihr Schicksal selbst in der Hand haben und auch ihre eigene berufliche Situation. Sie müssen sich de facto als Angestellte eines Systems verstehen: Es gibt ja auch entsprechende Vereinigungen der niedergelassenen Ärzte. Diese müssten kollektiven Druck auf ihre Vertretungen ausüben, so dass die kassenärztlichen Vereinigungen wirklich die Interessen der Menschen vertreten, die sie gewählt haben. Da sehe ich noch eine großen Widerspruch zwischen der Situation der niedergelassenen Ärzte im Einzelfall und dem, was die Vertreter öffentlich, auch in den Verhandlungen mit den Kassen oder den Politikern vertreten.

T.:
Wie können Ärzte Krankheiten öffentlich machen und thematisieren?

H.:
Grundsätzlich ist die Schulmedizin ein offenes System. Also können ihre Erkenntnisse ständig erweitert werden.
In der Vergangenheit war es so, dass die Schulmedizin, also der Hauptstrom der Medizin oder derer, die in diesem Komplex das Sagen haben, festgesetzt hat, was als Krankheit angesehen werden kann oder nicht.
Die Frage ist jetzt, wie gelangt ein Krankheitsbild in die Öffentlichkeit: Einzelne Ärzte haben sich in Verbindungen und Gesellschaften zusammengeschlossen. Das gilt für den Bereich der psychiatrischen Erkrankungen oder für den Bereich der Naturheilverfahren. Die Ärzte haben sich zusammengeschlossen, weil sie Probleme erkannt und diese weiterhin in die Öffentlichkeit gebracht haben sowie auch in Ärzteverbänden und Ärztekammern zum Thema gemacht haben. Das hat insgesamt dazu geführt, dass diese Probleme in die öffentliche Aufmerksamkeit gelangt sind. Nach dem gleichen Verfahren könnte man mit Krankheiten wie den Chronischen Infektionen vorgehen, die noch außerhalb der öffentlichen Wahrnehmung sind.

T.:
Wie sehen Sie die Rolle der Pharmaindustrie im Zusammenhang auf die Anerkennung von Infektionen als eigenständige Krankheitsbilder?

H.:
Ich bin sicher, dass die **Pharmaindustrie das große Tabu** ist, das bisher jede Gesundheitsreform überlebt hat. Es gibt Studien, die die Fehlsteuerungen in diesem Bereich verdeutlichen und anklagen. Kritische Ärzte haben mit den Praktiken der Pharmaindustrie abgerechnet. Aber bisher hat jeder Gesundheitsminister vor der Pharmaindustrie kapituliert. Alle bisherigen Reformen haben sich auf die Ärzte, Krankenhäuser und Kassen beschränkt.
Die Pharmaindustrie wurde immer verschont. Eine große Erwartung von meiner Seite an die Gesundheitsreform ist, dass dieser Bereich stärker politisch kontrolliert wird. Wer kann und soll diese Kontrolle

ausüben? Die einzelnen Ärzte? Sie sind sicher nicht dazu in der Lage. Die Kassenärztlichen Vereinigungen? Vielleicht. Das Gesundheitsministerium? Mit dem ist die Pharmaindustrie immer noch fertig geworden, sobald sie sich an den Bundeskanzler wendet. Vermutlich hat der Bundesausschuss für Gesundheit noch am ehesten die Macht, die Pharmaindustrie in die Schranken zu weisen, sofern die Regierung ihm den Rücken stärkt.

T.:
Wie ist es mit der ethischen Verpflichtung der Ärzte: Infektionspatienten erhalten keine oder die falsche Therapie, sie werden als „pseudo- psychosomatisch" stigmatisiert und auf die psychiatrische Schiene abgeschoben; Wer trägt die ethische und politische Verantwortung?

H.:
Es ist Aufgabe der Ärzte, aus ihrer Kenntnis und ihrem Engagement heraus neue Krankheitsbilder aufzudecken und zunehmend fortschrittliche Therapien zu finden, um die gesundheitlichen Beeinträchtigungen weit möglichst zu reduzieren. Dass aber auch die Ärztevereinigungen usw. blind sein können, hat die Vergangenheit gezeigt. Aber ich sehe, dass einzelne Ärzte, die das Problem erkannt haben, sich zusammenschließen müssen, um entsprechenden Druck auf die kassenärztlichen Vereinigungen und Vertretungen auszuüben. Die Gleichen werden auf Kongressen und in entsprechenden Medien auf die Problematik -zum Beispiel Chronische Infektionen- hinweisen. Das ist sicher ein mühsamer Weg und ein schwieriger und langer Prozess, aber ich denke, alle Reformbewegungen und die Ideen, die sie entwickelt haben, haben sich gegen Borniertheit, Vorurteile und den politischen Widerstand der Mehrheit - ob das die Ärzte sind, die Pharmaindustrie oder die politischen Verbände - durchsetzen müssen.

T.:
In Bezug auf Chronisch Kranke stellen wir einen Automatismus der Ausgrenzung von Patienten fest. Darf es diesen geben?

H.:
Die einseitige Konzentration auf die Akut Medizin führt dazu, dass viele Krankheitsbilder, gerade und besonders chronische, unterschätzt werden. Man versucht, das damit zu begründen, dass jeder mit Beeinträchtigungen leben muss und sich daran gewöhnen könne. Ich finde, eine reiche Gesellschaft wie die deutsche sollte jedem Menschen das Recht zugestehen, dass, wenn er mit Beeinträchtigungen leben muss, das, was veränderbar ist und das, was getan werden kann, auch getan wird. Krankheitszustände, die man mit relativ geringen Kosten beheben kann, sollten auch behoben werden, es darf keine grundsätzliche Teilung geben zwischen akuten und dauerhaft Leidenden. Menschen, die leiden brauchen Hilfe. Eine reiche Gesellschaft sollte da auch großzügig diese Hilfe gewähren, ohne unterschiedliche Berücksichtigung der Beeinträchtigung und Dauer der Krankheit.

T.:
Wie steht es mit den Grundrechten? Sehen Sie alle Rechte wie im Grundgesetz aufgestellt verwirklicht?

H.:
Das Recht auf ein Leben ohne schwere gesundheitliche Beeinträchtigungen, die behebbar sind, gehört zu den elementaren Grundrechten, wie Nahrung, Bekleidung, Wohnung usw. Ganz elementar ist das Recht auf ein gesundes Leben, aber ein Recht auf ein gutes selbstbestimmtes Leben, über das jeder auch selbst verfügen kann, ist sicher zu gewährleisten. Natürlich wird diskutiert, was medizinische Notwendigkeit ist. Darüber muss man doch reden. Politisch relevant ist ein Grundrecht auf Gesundheit: Gesundheit gehört zu den ganz elementaren Lebensbedürfnissen, über die wir verfügen. Das Grundrecht auf ein Leben in Würde, Selbstbestimmung und soweit wie möglich, frei von schwerwiegenden Krankheiten muss unbestritten bleiben.

T.:
Wie sehen sie den Berufsethos des Mediziners: Sind die Ärzte in diesem Zusammenhang Opfer oder eher Gestalter?

H.:
Ärzte stehen hier sicher an ganz zentraler Stelle in jeder Reform des Gesundheitswesens, damit sieht es aber sehr schlecht aus: Das Gesundheitssystem wurde bisher nur unter dem Aspekt der Kostendämpfung gesehen, die Gesundheitsreform zielt in erster Linie auf Ökonomie, nicht auf Gesundheitsziele. Es wird nicht gefragt: Was sind die Herausforderungen, die Krankheiten, die das Leben der Menschen beeinträchtigen? Wenn man sich diese Frage gestellt hätte, könnte man dann fragen, welche medizinischen Mittel sind da, um diesen, Gesundheit beeinträchtigenden Zustand vieler Menschen aufzuheben. Diese wäre eigentlich die Aufgabe einer Gesundheitsreform, die Ziele zu definieren und den diesen Zielen nicht entsprechenden Zustand dieser Bevölkerungsgruppen zu verändern. Davon sind wir aber noch weit entfernt. Dazu müssen wir jetzt neue Finanzierungsquellen erschließen und die inneren Widersprüche des Gesundheitssystems beseitigen. **Das erste und letzte Ziel einer Gesundheitsreform wäre, Krankheitsbilder aufzuspüren und zu beseitigen.**

T.:
Es gibt aber Scharen von Patienten, die sich von den Ärzten und von der Schulmedizin distanzieren, die sich organisieren und versuchen, sich mit Mühe und Not selbst zu therapieren. Finden Sie, dass dieser der richtige Weg ist?

H.:
Es ist ein Weg gegen die unmittelbare Not. Wenn die Menschen Erfolg haben, stärkt dieser das eigene Bewusstsein und ist zugleich ein wirksames Werbemittel. Was für die Ärzte gilt, gilt auch für die Selbsthilfegruppen: Wer heilt, hat Recht. Oft zeigen die Selbsthilfegruppen wirklich innovative und kreative Wege auf, die dann in der evidenzbasierten Medizin übernommen werden. Das Korsett der gegenwärtigen evidenzbasierten Medizin muss von mehreren Seiten her aufgebrochen werden. Chronische Infektionen lassen sich oft weder mit einer eindimensionalen Diagnose noch mit einer eindimensionalen Therapie behandeln. Es braucht komplexe Verfahren, die zum einen auf den Verlauf der Infektionskrankheiten Rücksicht

nehmen und zum anderen die Wissenslücke schließen helfen, die von der herrschenden Medizin hinterlassen wird.

T.:
Wer verantwortet die Situation der Forschung in der Medizin?

H.:
Die Pharmaindustrie ist für Fehlleitungen verantwortlich, die dazu führen, dass zu viel Geld für Werbung, aber zu wenig für Forschung investiert wird, dass innovative Forschung unterbleibt, mit der Krankheitsbilder aufgedeckt werden könnten, die noch nicht im allgemeinen Gesundheitsbewusstsein sind.
Entsprechende Heilverfahren zu finden scheint nicht im Zentrum des Interesses der Pharmaindustrie zu stehen. Was die Pharmaindustrie interessiert, ist aber, was Kasse bringt; Was hilft ist, scharf formuliert, für die Pharmaindustrie zweitrangig.

T.:
Wichtige Ergebnisse der letzten dreißig Jahre internationaler Forschung werden übersehen, eigene Forschung fehlt, Es wird so getan, als ob es Infektionskrankheiten nicht mehr gäbe, obwohl die Tatsachen dieser Behauptung widersprechen. Man begegnet ganz im Gegenteil einer Anzahl neuer Infektionen, die immer resistenter und schwieriger zu behandeln sind. Die klassische Infektiologie wird kaum mehr betrieben. Wie kann vor diesem Hintergrund der Einfluss der wenigen infektiologisch ausgebildeten Ärzte, die neue Entdeckungen machen, gegen die Interessen der Pharmaindustrie gestärkt werden? Wie können sich diese gegenüber den staatlichen Stellen, die die medizinische Grundlagenforschung regulieren und gegen die Interessen der Pharmaindustrie durchsetzen?

H.:
Politischer Druck ist in dieser Hinsicht absolut notwendig. Es ist aber auch notwendig, dass die Mediziner in den Krankenhäusern, als Orte in denen sie arbeiten und ausgebildet werden und in den eigenen Institutionen die politischen Fragen aufwerfen und sich damit auseinandersetzen. Es bleibt aber das übergeordnete Problem,

Druck gegen die fehlgeleiteten Interessen der Pharmaindustrie zu erzeugen.

T.:
Wie können die Betroffenen den Weg der Ärzte unterstützen: Was halten sie von einer Beschwerde bei der EU Kommission für Menschenrechte?

H.:
Dies ist eine gute Möglichkeit, zusätzlich Druck auszuüben. Zugleich sollte aber auf die Abgeordneten im Bundestag eingewirkt werden, gerade in Bezug auf die Gesundheitsreform.
Auf der anderen Seite machen Eingaben nach Brüssel zusätzlich politischen Druck, wenn sich genügend viele Menschen daran beteiligen.
Das A und O bleibt die Öffentlichkeitsarbeit.

I. Rahmenbedingungen für Diagnose und Therapie von Borreliose: Die Bedeutung der Labordiagnostik bei Borreliose. Gesundheitspolitische Aspekte Chronischer Infektionskrankheiten.

Ein Gespräch mit dem Laborarzt Dr. med. Anton Waldherr und mit Herrn Rolf Jansen Rosseck, Arzt und DTM&H (Diploma in tropical medicine and Hygiene University Liverpool) will nochmals eine kritische Vision des Lyme Diseases als Krankheit geben.

T.:
Warum wird in Deutschland Borreliose neben anderen Infektionen nur nach langer Suche seitens des Patienten oder in den seltensten Fällen erkannt? Sind die Ärzte fachlich nicht in der Lage, Infektionskrankheiten zu erkennen?

Dr. Waldherr, Herr Jansen Rosseck:
Viele Patienten haben eine nicht eindeutige bzw. nur eine diffuse Symptomatik, wo nicht jedem Arzt von vorneherein klar ist, dass es sich auch um eine Lyme- Borreliose oder um andere Infektionen handeln könnte.

T.:
Welche Maßstäbe muss man zur Diagnose von Lyme Disease ansetzen?

Dr. Waldherr, Herr Jansen Rosseck:
Maßgeblich sind die Vorgaben und Falldefinitionen des Robert Koch Instituts und der Referenzzentren. Daran gilt es sich zu orientieren: Grundsätzlich hat die Borreliose als Spirochäteninfektion ein sehr breites Spektrum von Beschwerden und Symptomen. Patienten können atypisch erkrankt sein und man kommt mit den Falldefinitionen oder auch mit den Laborergebnissen nicht direkt zur richtigen Diagnose.

T.:
Welche sind die Voraussetzungen für die Laboruntersuchungen?

Dr Waldherr:
Die Laboruntersuchungen sind im Rahmen der Akut-Diagnostik relativ unproblematisch. Nach einer frischen Infektion kann man in der Regel nach 4-6 Wochen mit einer Antikörperbildung rechnen, wie sie sich auch im Rahmen einer Antibiotika Therapie verlaufsmäßig überprüfen lässt.
Eine frische Infektion lässt sich einfach nachweisen.
Sehr kompliziert ist die Situation bei einem klinischen Verdacht auf eine chronisch aktive Borreliose. Die serologischen Marker sind bei diesem Krankheitsbild bestenfalls als zweitrangig anzusehen, zum einen, weil bei der Borreliose wie auch bei anderen Erkrankungen das Problem der IgM- Persistenz auftritt, das heißt, man hat über einen längeren Zeitraum einen konstanten Anteil IgM - Menge im Blutserum, ohne dass das wesentlich mit dem Verlauf der Krankheit korreliert: Es sind deswegen andere Tests mit so genannten zellulären Markern entwickelt worden: Der Leukozyten-transformationstest (LTT) und der CD 57-Test, der eine Subpopulationen der Lymphozyten misst. Diese Marker erfassen ca. 80% -85% der Patientengruppe. Nachteil ist, dass der LTT abhängig vom jeweilig genutzten Antigen ist. Es kann bei beiden Tests auch zu unklaren Ergebnissen kommen. Notwendig sind zelluläre Marker als Verlaufskontrolle: Diese zeigen ca. 6-8 Wochen nach dem Ende einer Antibiose im Gegensatz zu den humoralen Messgrößen ein verwertbares Ergebnis. Nur wenige Labors können den Test adäquat durchführen.

T.:
Viele Patienten beklagen, dass sie krank sind aber keine positiven therapeutischen Ergebnisse erhalten. Wie können Sie das erklären?

Dr. Waldherr:
In der Regel wird bei der Eingangsdiagnostik, auch bei Verdacht auf eine chronische Verlaufsform die humorale Seite überprüft, das heißt man versucht, einen Antikörpernachweis im Elisa-Ansatz. oder mit der Immunfluoreszenztechnik (oder im Plot) zu finden.
Diese Tests sind wenig Erfolg versprechend, weil sie eine relativ niedrige Antikörpermenge bei chronischen Verläufen nachweisen können, ohne dass es zu einer Titer Veränderung kommt, so dass,

wenn man sich auf diese Parameter beschränkt, die klinische Diagnostik weit im Vordergrund steht. Das heißt der behandelnde Arzt muss über einen entsprechend weiten Erfahrungshintergrund verfügen: Die Borreliose ist wie die Lues der „Affe“ anderer Erkrankungen: Wenn zelluläre Parameter nicht vorliegen, kann das dazu führen, dass aufgrund unzureichender Parameter die Krankheit nicht diagnostiziert, bzw. nicht erkannt wird.
Hinzu kommt, dass etwa 30-40% der Tests auch falsch-negative Ergebnisse zeigen, also ein negatives Ergebnis, obwohl klinisch der Verdacht besteht, dass der Patient erkrankt ist. Das lässt sich dann möglicherweise mit Tests anderer Hersteller bestätigen. Es gibt also ein Problem in der Seronegativität und in der Spezifizität der auf dem Markt befindlichen Tests insbesondere im Bereich der humoralen Analytik.

T.:
Was würden Sie dem Durchschnittspatienten empfehlen?

Dr. Waldherr, Herr Jansen Rosseck:
Wir würden empfehlen, eine genaue Anamnese durchzuführen sowie den Zeitpunkt des Stichs zu erfragen und auch zu erfragen, ob denn in zeitlicher Nähe zu diesem Ereignis eine entsprechende Hautreaktion, ein Erythema Migrans, Wanderröte, aufgetreten ist.
Das wird in 66% der Fälle erwartet und wenn der Patient sich daran erinnern kann, dann hat man eine Zeitachse anhand derer man sich orientieren kann, denn die humoralen Parameter sind zwar früh, die zellulären sind aber erst nach 10 Monaten sinnvoll einzusetzen. Die Schilderung der klinischen Lage des Patienten ist also der erste Schritt, wie man weitere Diagnostik anwenden sollte, um auf eine richtige Fährte zu kommen.

T.:
Welche Tests sind wirklich empfehlenswert?

Dr. Waldherr:
In der Regel arbeiten die niedergelassenem Ärzte eng mit einem Labor ihrer Wahl zusammen und innerhalb der Labors und der

Testkits, die auf dem Markt sind, gibt es ganz erhebliche Unterschiede in der Sensitivität und Spezifizität. Letztlich ist der behandelnde Arzt auf die Qualität seines Labors angewiesen. Er kann zwar, wenn es zu erheblichen Divergenzen zwischen dem Testergebnis und dem klinischen Befund kommt, ein anderes Labor hinzuziehen, dadurch ist jedoch noch nicht gesagt, dass er dort ein besseres Ergebnis kriegt.

T.:
Welche Bedeutung hat die Meldepflicht? Verbessert die Meldepflicht die Diagnostik dieser Krankheit?.

Dr. Waldherr, Herr Jansen Rosseck:
Lyme Borreliose ist bisher nur in wenigen Bundesländern im Osten meldepflichtig. Dort, wo sie nicht meldepflichtig ist, wird sie durch das Infektionsschutzgesetz geregelt. Gemäß dem Infektionsschutzgesetz ist Borreliose nicht meldepflichtig. Seit 1999 gibt es ein Laborbudget, dem jeder Arzt unterliegt, der gesetzlich Versicherte versorgt.
Davon ausgenommen sind meldepflichtige Krankheiten: Also fällt in der Regel die teure Diagnostik für Lyme Borreliose in dieses begrenzte Budget. Das hat als Konsequenz, dass die Ärzte entsprechend vorsichtig reagieren und die teure Diagnostik nicht durchführen.

T.:
Ist Lyme Borreliose ein politisches Problem?.

Dr Waldherr, Herr Jansen Rosseck:
Das Gesundheitssystem leidet unter sehr starken Restriktionen, die politisch gewollt sind. Eine Möglichkeit zur Überwindung dieses Problems ist, die Lyme Borreliose als meldepflichtig nach dem Infektionsschutzgesetz zu verankern und damit aus dem Laborbudget herauszukriegen. Dies ist der erste Schritt in Richtung richtige Diagnose und richtige Therapie. Damit alleine ist es aber noch nicht getan. Es besteht ein enormer Nachholbedarf im Bereich der infektiologischen Fortbildung, der auch andere Ärzte, nicht nur Ärzte für Allgemeinmedizin und Internisten erfasst.

Auch eine größere Aufmerksamkeit in den nahen Grenzbereichen wie Orthopädie und Neurologie ist notwendig, man kann an Anamnesen von Patienten sehen, dass hier oft nicht an eine Erkrankung gedacht wird, die aus dem Kreis der Lyme Borreliose und der anderen parallelen Infektionen kommt. Um den ganzen Bereich chronischer Infektionen richtig zu erfassen, darf man nicht nur von einer Spirochäten Infektion ausgehen, denn es gibt auch andere Bakterien und Keime, die dem Patienten „über längere Zeit treu bleiben."
Der Patient kann über längere Zeit Beschwerden haben, die weder als Lyme-Borreliose noch als eine andere Infektionskrankheit erkannt werden und deshalb muss ein enormer Nachholbedarf gedeckt werden durch Aufklärung, Forschung und Fortbildung der Ärzte.

T.:
Es ist eine traurige Tatsache, dass eine erhebliche Anzahl an Patienten mit Lyme-Borreliose oder andere Chronisch Infizierte in der Psychiatrie landen.

Dr Waldherr, Herr Jansen Rosseck:
Der ausgebildete Psychiater kann zwar zunächst den Leidensdruck des Patienten auffangen, es ist trotzdem unerlässlich, dass diese Kollegen ihre Kenntnisse erweitern, um am Ende anzuerkennen, dass Infektionspatienten keine genuinen psychiatrischen Fälle sind.

Was also wichtig wäre, ist, dass in den einzelnen Fachbereichen auch in Zukunft mehr übergreifend gedacht und geforscht wird.

Es kommt vor, dass Patienten ohne differenzierte infektionsserologische Diagnostik in die Psychiatrie eingewiesen werden.

Hier wären also für die Bereiche, die vermeintlich nichts mit der Infektiologie zu tun haben, Fortbildungen dringend zu raten, weil man dann vielleicht erkennen würde, dass schwere psychiatrische Krankheitsbilder auftreten, die ihre Ursache in solchen Infektionen haben können.

T.:
Ist eine infektiologische Therapie im Einklang mit dem aktuellen medizinischen System ?

Dr Waldherr, Herr Jansen Rosseck:
Wir unterliegen enormen ökonomischen Zwängen, die eine medizinische Vollversorgung unmöglich machen. Die Ärzteschaft muss daher in einen ökonomischen Rahmen versetzt werden, in dem sie noch handlungsfähiger wird. Der derzeitige Sparkurs der Politik hat mit dazu beigetragen, dass Erkrankungen, insbesondere chronischer Natur, nicht erkannt werden können. Dagegen ist eine einstimmige und entschiedene Haltung und Vorgehensweise der Patienten und Ärzte gegen diesen Sparkurs notwendig, um teure „Fehldiagnosen" zu vermeiden.
In der Tat ist das Problem größer, als man bisher angenommen hat. Es gibt offensichtlich eine weit höhere Zahl an Patienten, die primär nicht als Patienten mit einer Chronischen Infektion in Erscheinung treten und die deshalb auch nicht konsequent untersucht und deshalb auch nicht konsequent therapiert werden. Dies ist nicht allein ein Problem des Budgets sondern ein systemimmanentes Problem, das nur mit einem Paradigmenwechsel erfasst und gelöst werden kann.
Das heißt, es gibt vermutlich eine große Dunkelziffer an falsch therapierten Patienten. Alle müssen also daran arbeiten, dass dies zukünftig vermieden wird, es müssen zum Beispiel mehr Forschungsgelder bereit gestellt werden, die eine solche Forschung an Chronischen Infektionspatienten abdecken.

II. Borrelien und Rickettsien Infektionen: Was muss ein Patient tun, wenn er sich krank fühlt und weiß nicht warum.

Beide oben erwähnte Infektionskrankheiten weisen sich durch diffuse Symptome aus. Die offizielle Medizin scheint nicht in der Lage zu sein, sich mit diesen Krankheitsbildern anzufreunden.

Das klinische Bild des Patienten mit einer Chronischen Infektion ist der wichtigste Anhaltspunkt für die Diagnose. Um diese somit erstellte Diagnose zu untermauern, benutzt ein infektiologisch erfahrener Mediziner die körperliche Untersuchung des Patienten und verschiedene Blutuntersuchungen. Da bei der großen Mehrheit der Betroffenen die Symptome nicht immer eindeutig und sehr wechselhaft sind, gehört eine große Erfahrung und Sachkenntnis seitens des Arztes dazu, diese richtig einzuordnen und eine Infektionskrankheit zumindest zu vermuten.

Die Erfahrungen von Patienten sprechen leider dafür, dass manche Ärzte sich noch nicht einmal auf ein mögliches Infektionsszenario ansprechen lassen. Das Tragische daran ist nicht die Unkenntnis der Infektiologie, sondern die Tatsache, dass diese eher als unbedeutend bei diesen Krankheitszuständen angesehen wird. Von Seiten der Ärzte beschränkt man sich auf die Anklageführung gegen den sich „falsch verhaltenden" Patienten. Dem gemäß werden Patienten, die seit Jahren symptomatisch sind, in die Gruppe der „Psychofälle" eingeordnet. Dadurch werden davon Betroffene falsch therapiert und die Beschwerden, die mit den Chronischen Infektionen in direktem Zusammenhang stehen, nicht als solche erkannt und behandelt. Dadurch können sich die Beschwerden nur verschlimmern. Diesen Teufelskreis kann man nur durch richtig angewandte therapeutische Maßnahmen und durch konsequente Behandlung durchbrechen.

Viele Betroffene sind auf diesem Weg so verzweifelt, dass sie an Selbstmord denken. Leider kennen wir auch Fälle in denen das geschehen ist und noch geschieht. Diese Menschen kommen nicht mehr mit der Belastung zurecht, die die Folgen dieser Erkrankung hervorruft: Verlust des Partners oder des Zuspruchs der Familienangehörigen, Verlust der Arbeit, Aussteuerung aus der Krankenversicherung. Das bedeutet nicht nur keine Anerkennung durch den behandelnden Arzt, (der die Beschwerden auf eine andere heilbare oder therapierbare organische Erkrankung zurückführt), sondern auch kein Geld. Diesen Patienten bleibt nur der Tod oder die Sackgasse der Psychosomatik.

In viel zu vielen Fällen wird übersehen, dass viele Patienten mit Chronischen Infektionskrankheiten an kaum wahrgenommenen Gelenk- und Herzbeschwerden leiden und zunehmend Gelenkentzündungen haben, oft bis zur Gelenkzerstörung, die „das Gehen zur Pein“ werden lassen.

Aus zuverlässigen Patientenberichten geht zum Beispiel hervor, dass Gelenkzerstörungen durch Spirochäten nicht im Rahmen eines adäquaten kausalen Therapieverfahrens behandelt werden, sondern dass man versucht nur einen kleinen Teil der von der Krankheit verursachten Zerstörung zu reparieren, ohne ein Gesamtheilungskonzept in Bezug auf die verursachende Krankheit selbst zu wagen: In diesem Sinne haben Patienten zwar neue Hüftgelenke bekommen, aber leiden gleichzeitig weiterhin an einer bedrohlichen und fortschreitenden Vernichtung der Knochensubstanz gegen die aber die Schulmedizin nichts unternimmt, so dass die Fortschritte, die durch die Hüftgelenktransplantation errungen werden können, nicht wirklich die Situation dieser Patienten verbessern. Was oben angedeutet wurde gilt auch im Falle aller anderen Symptome der Krankheit, die die heutige Medizin nicht in Griff bekommt, weil sie nicht die Hauptursache des Desasters behandelt.

Die Bandbreite der Symptome reicht von den heftigen Muskelschmerzen, die von Chronischen Infektionskrankheiten verursacht werden können, über quälende Kopfschmerzen, Schwindelattacken, Hörstörungen bis zum akuten Hörsturz, Gleichgewichts- und Sehstörungen usw. Wobei besonders schwerwiegend die neurologischen Ausfälle sind, die sehr unterschiedlicher Natur sein können. Viele

Patienten leiden unter Missempfindungen, die sie selbst nicht verstehen können, geschweige denn Andere.
Die neurologischen Bilder können denen anderer gefürchteter Krankheiten wie Multipler Sklerose täuschend ähnlich sein und werden deshalb oft mit ihnen verwechselt.

Viele so geplagte Menschen pilgern lange von Arzt zu Arzt, ohne eine richtige Diagnose zu erhalten. Dass ein so weit gestreutes und im Einzelfall unterschiedliches Bild der Symptome gerade eine typische Charaktereigenschaft zum Beispiel der Lyme-Borreliose ist, kommt nicht von ungefähr. Die Borrelien gehören zur Familie der Spirochäten, welcher auch die Syphilisbakterien angehören, die vor der Ära der Antibiotika als großes Chamäleon bekannt waren, weil die Krankheit in ihrem Erscheinungsbild und Verlauf vielen anderen ähnelte.

Dies ist darauf zurückzuführen, dass Spirochäten sich in verschiedenen Gewebearten des menschlichen Körpers wohl fühlen. Sie besitzen die Fähigkeit, lange im Körper zu verweilen, in dem sie sich Verstecke suchen. Wenn sie dann eines Tages wie aus heiterem Himmel Symptome verursachen, denkt niemand mehr an einen lange zurückliegenden Zeckenbiss.

Dies erklärt die oft lange Latenzzeit zwischen Zeckenbiss und dem Auftreten der ersten Symptome, welche manchmal Jahre betragen kann. Sogar in Gehirnen von Alzheimer Patienten konnte man Spirochäten nachweisen. Leider gibt es für die Borreliose im Gegensatz zur FSME nach stattgefundener Erkrankung keine lebenslange Immunität, das heißt jede infizierte Zecke kann wieder zu einer Infektion führen. Wie dieser Erreger dies alles fertig bringt, darüber sind sich die Experten nicht einig. Es steht jedoch fest, dass die Akten über diese heimtückische Krankheit noch lange nicht geschlossen sind.

Wie bei allen chronischen Krankheiten sind die Folgen weit reichend: Erkannt oder unerkannt führt dieser Zustand oft zu Jobverlust und Arbeitsunfähigkeit und manchmal bis ins soziale Abseits, auch zerbrechen viele Partnerschaften an und durch diese Krankheiten. Leider

konzentriert sich das gesamte Augenmerk der Wissenschaft immer wieder auf das Frühstadium der Lyme-Borreliose oder der anderen Infektionen, welche mit einfachen Mitteln erfolgreich zu behandeln sind anstatt auf die chronischen Verlaufsformen.
Was passiert aber mit den Chronisch Kranken, die an Borreliose und *dazu* auch an anderen weiteren Infektionen wie Rickettsien, Mycoplasmen, Babesien, Mikrokokken, Borna-Virus, Darmparasiten, HHV6, EBV, Cytomegalie Virus erkrankt sind?

Anders als bei Aids - oder Krebs - Patienten oder anderen an anerkannten Krankheiten chronisch leidenden Menschen, die im etablierten Netz der Selbsthilfe mit spezifischen Therapieschemen und von spezialisierten Ärzten und Kliniken aufgefangen werden und durch die Anerkennung ihrer Erkrankung und oft wirksame spezifische Therapien neue Hoffnung schöpfen können, geht es diesen Patienten sehr schlecht, weil sich die Schulmedizin weigert, sie anzunehmen.

Die Vorgehensweise des VBCI e.V., wie bei einer vermuteten Chronischen Infektionserkrankung vorzugehen ist, wird hier vorgestellt. Wie kommt man zu einer Diagnose, die die Symptomatologie des Patienten in den Vordergrund stellt und die multisystemische Krankheit verdeutlicht?

Hier werden zwei von Ärzten erprobte Checklisten angefügt, die jeder Patient haben und versuchen sollte, zu beantworten. Diese für den Patienten bestimmte Aufstellung wird dann neben den routinemäßigen Blutuntersuchungen für den Arzt sehr wichtig sein, um eine möglichst exakte Diagnose machen zu können, weil damit der klinische Stand des Patienten besser verdeutlicht wird.

Die erste Checkliste ist eine verkürzte Liste aus den Burrascano Richtlinien und eignet sich mehr für die Diagnose der Lyme-Borreliose.
Dr. Burrascano ist auch nach seinem Rückzug aus der aktiven Medizin der wichtigste Facharzt für die Borreliose Krankheit in USA:

1. Zeckenstich (Schildzecke, Hunde-Zecke) Ja/Nein
2. Hautrötung am Ort des Stiches Ja/Nein
3. Hautrötung an anderen Stellen Ja/Nein
4. Andere Hauterscheinungen nach dem Stich Ja/Nein
5. Fieber: Gliederschmerzen, Nachtschweiß (Sommergrippe) Ja/Nein
6. Müdigkeit, Erschöpfung, geringe Ausdauer Ja/Nein
7. Nicht erklärliche Gewichtsveränderung (Verlust oder Zunahme) Ja/Nein
8. Nicht erklärlicher Haarausfall Ja/Nein
9. Schmerzen an Muskeln und Sehnen (Fibromyalgie Syndrom) Ja/Nein
10. Gelenkschmerzen mit und ohne Schwellung, wo? Ja/Nein
11. Gelenkentzündungen, Schleimbeutelentzündungen, Zysten Ja/Nein
12. Schwellung an Zehen und Füßen Ja/Nein
13. Gelenk- und Muskelschmerzen an den Füßen Ja/Nein
14. Schwellung an Zehen und Füßen Ja/Nein
15. Schwellung der Finger und Hände Ja/Nein
16. Schmerzen an Handballen Ja/Nein
17. Muskelkrämpfe, Muskelzucken Ja/Nein
18. Kribbeln, Taubheit, stechende oder brennende Schmerzen Ja/Nein
19. Schmerzen des Brustkorbs, Wundgefühl über den Rippen Ja/Nein
20. Halsschmerzen, trockener Husten, häufiges Räuspern Ja/Nein
21. Kurzatmigkeit/Husten/Luftmangel Ja/Nein
22. Herzstolpern, Herzrasen, Blutdruckschwankungen Ja/Nein
23. Herzgeräusche, Klappen-Prolaps, Block im Herz-Leitungssystem Ja/Nein
24. Geschwollene Lymphknoten Ja/Nein
25. Magenbeschwerden, Völlegefühl, Übelkeit Ja/Nein
26. Veränderte Stuhlgewohnheiten (Verstopfung oder Durchfall) Ja/Nein
27. Empfindliche Blase oder Blasen-Funktionsstörung Ja/Nein

28. Sexuelle Funktionsstörung / Libido-Verlust Ja/Nein
29. Schmerzen in den Hoden/den Leisten Ja/Nein
30. Nicht erklärliche Unregelmäßigkeit der Menstruation Ja/Nein
31. Nicht erklärliche Milchproduktion (Lactation) / Brustschmerzen Ja/Nein
32. Kopfschmerzen (kappenförmig oder anfallartig), Nackensteife Ja/Nein
33. Gesichtsnervenlähmung, Kiefer- und Zahnschmerzen Ja/Nein
34. Nervenwurzelentzündung, Lähmung an Armen und Beinen Ja/Nein
35. Missempfindungen, Taubheit, kalte Füße, und oder kalte Hände Ja/Nein
36. Zittern, blitzartige Zuckungen, Tic (Tourette Syndrom) Ja/Nein
37. Wutausbrüche, Aggressivität Ja/Nein
38. Gleichgewichtsstörungen, Schwindel, Reisekrankheit Ja/Nein
39. Benommenheit, Gangstörungen Ja/Nein
40. Verwechselungen, Verwirrtheit, Denkschwierigkeiten Ja/Nein
41. Konzentrations- und Leseschwierigkeiten Ja/Nein
42. Schwierigkeit beim Sprechen und Schreiben Ja/Nein
43. Vergesslichkeit, Desorientiertheit Ja/Nein
44. Persönlichkeitsveränderungen,Antriebsstörungen, Depression Ja/Nein
45. Schlaflosigkeit, chronische Müdigkeit (CFS) Ja/Nein
46. Alkoholunverträglichkeit, länger andauernder Katergefühl Ja/Nein
47. Augen: Schmerzen, Doppel-/Schleiersehen, Lichtempfindlichkeit Ja/Nein
48. Ohren: Schmerzen, Brummen, Pfeifen, Geräuschempfindlichkeit Ja/Nein
49. Unerklärliche Hauterscheinungen: Ekzeme, Allergien Ja/Nein
50. Zoster, Psioriasis, Sklerodermie (erstmalig) Ja/Nein
51. Blaurote Schwellungen, papierdünne Haut Ja/Nein
52. Andere unerklärliche Symptome? Ja/Nein
53. Beteiligung anderer Organe? Ja/Nein

Eine weitere Checkliste ist die, die von Frau Dr. Cecile Jadin an Ihre Patienten bei der Aufnahme und Weiterbehandlung gegeben wird. Die hier beinhalteten Fragen haben als Ziel, eine mögliche Infektion mit Rickettsien festzustellen. Rickettsien können entweder allein oder neben der Lyme-Borreliose in Erscheinung treten. Viele Patienten sind mit mehreren Erregern infiziert.

1. **Wie lange sind Sie krank?**
   Liste der früheren Krankheiten:
2. **Sind Sie operiert worden? Wenn ja wo und wann?**
3. **Nehmen Sie Medikamente und welche?**
4. **Haben Sie Allergien?**
5. **Haben Sie einen Zeckenstich oder Fieber wegen eines anderen Stichs gehabt?**
6. **Haben Sie regelmäßig Kontakt mit Zecken, mit Flöhen, mit Katzen, mit Pferden, mit Schafen?**
7. **Haben Sie regelmäßig Kontakt mit Kanarien, Papageien oder Tauben?**
8. **Haben Sie Kontakt mit Ratten und / oder Mäusen im Haus?**
9. **Trinken Sie unpasteurisierte Milch? Essen Sie Rohmilchprodukte?**
10. **Essen Sie häufig Rohfleisch?**
11. **Haben Sie intensive Kontakte mit Chemikalien?**
12. **Fühlen Sie sich schlechter in den Monaten März/April und September/Oktober?**
13. **Sind sie körperlich und mental müde?**
14. **Haben Sie Kopfschmerzen?**
15. **Haben Sie Schmerzen in den Muskeln und in den Gelenken?**
16. **Haben Sie häufig Halsschmerzen?**
17. **Haben Sie Hörprobleme, Tinnitus?**
18. **Haben Sie Schwindelanfälle und Balanceschwierigkeiten?**
19. **Haben Sie Sinusitis oder Herabtröpfeln aus der Nase?**
20. **Haben Sie Brustschmerzen, Palpitationen?**
21. **Haben Sie Sehschwierigkeiten?**
22. **Haben Sie Schweißausbrüche?**
23. **Haben Sie das Gefühl, dass Hände und Füße kalt sind?**

24. Haben Sie Darmprobleme?
25. Leiden Sie unter Brechreiz?
26. Kommt es zu Gedächtnisverlust oder Konzentrationsstörungen?
27. Haben Sie Depressionen und Stimmungsschwankungen?
28. Haben Sie Schlafstörungen?
29. Haben Sie Hautprobleme?

Weitere Fragen sollten aber auch unbedingt beantwortet werden:

1. **Zahnersatzmaterial: Amalgam. Wie viel? Wann entfernt? Gold, Keramik, Kunststoff, Prothese?**
2. **Haustiere: Katze, Hund, Vogel, Hamster, Pferd, Hase usw.**
3. **Impfungen? Wenn ja welche und wann mit welchen Reaktionen?**
4. **Pilzerkrankungen?**
5. **Sind in Ihrer Nähe: Bahnstrom, Trafohäuschen Starkstromleitungen, Industrieabgase?**
6. **Worauf reagieren Sie empfindlich?**
7. **Wie ernähren Sie sich? Allergien, die bekannt sind.**

Nachdem der Patient diese Fragen nach bestem Gewissen beantwortet hat, erfolgt dann das Gespräch mit dem Infektiologen.

Was soll bei der Besprechung zwischen Patient und Arzt in den Vordergrund gestellt werden?
Im Vordergrund steht der Patient mit seinen Beschwerden, die er am besten anhand eines Kalenders nach Intensität und Häufigkeit nachweisen kann. Beim Gespräch mit dem Arzt müssen die notwendigen Blutuntersuchungen in Zusammenhang mit der Therapie von Dr. Jadin festgelegt werden. Eine Körperuntersuchung nach besonderen Kriterien, die nur Frau Dr. Jadin kennt und praktiziert, muss das Gesamtbild verdeutlichen: Welche Untersuchungen führen zur richtigen Diagnose? In welchen Labors? Es gibt eigentlich nur eine Möglichkeit und zwar die der indirekten Diagnose. Diese ist die so genannte Ausschlussdiagnose: Sie berücksichtigt zu 50 % den klini-

schen Zustand, der sich aus den genannten Checklisten und dem Anamnese - Gespräch ergibt, und zu 50 % die entscheidenden Blutuntersuchungen. Sollten aber die Blutuntersuchungen nicht positiv sein, wenn zugleich das klinische Bild fortbesteht, therapieren Dr. Burrascano und Frau Dr. Jadin trotzdem ihre Patienten, und schöpfen alle Möglichkeiten aus, um zu einem klaren Ergebnis der Situation der Patienten zu kommen.

Der VBCI e.V. entscheidet von Fall zu Fall unterschiedlich. Fest steht, dass in Deutschland feststellbare infektiologische Parameter, sowie der Micro- agglutinationstest für Rickettsien als auch Untersuchungen in Bezug auf die mögliche Anwesenheit von Darmparasiten und die mikrobiologische Untersuchung nach Dr. Tarello für den VBCI e.V. Standarduntersuchungen sind, die deshalb routinemäßig angewandt werden.

1. Q- Fieber: Eine meldepflichtige bakterielle Infektionserkrankung.

Bevor man sich hier mit der Q- Fieber Infektion auseinandersetzt, ist es aus der Sicht der Autorin wichtig, einige Punkte über Rickettsien im allgemeinen klar zu stellen.
Rickettsien werden durch Arthropoden (Gliederfüßer) übertragen, außer bei Q- Fieber, das keine Überträger braucht. Grundsätzlich ist folgendes zu beachten: Rickettsien widerstehen Feuchtigkeit und Trockenheit, überleben 60 Tage in der Milch, 4 Monate im Sand, 6 Monate im Fleisch, 7 - 9 Monate in der Baumwolle. Sie werden von Nagetieren und Vögeln verbreitet. Während der Jahrhunderte war die Vogelwanderung für die geografische Verbreitung der Krankheit verantwortlich gemacht worden. Das ist heute durch den globalen Flugverkehr längst überholt, da ein regelloser Austausch von Erregern verschiedener geografischer Herkunft stattfindet. Durch den internationalen Handel werden Kleinlebewesen und Insekten mittransportiert, die sich dann auf verschiedene Weise verbreiten können. Auch wenn während des Transports einige Überträger sterben,

überlebt der Erreger und bleibt gefährlich. Auch im Wasser ist ein Austausch der Erreger möglich, sodass auch Fische daran erkranken können (Ehrlichiose). Nur im ewigen Eis der Antarktis sind Rickettsien nicht überlebensfähig.

Die sogenannte Pneumorickettsiose, Krim - Fieber und Euboea Grippe werden durch Coxiella burnetii ausgelöst. Dieser Erreger ist weltweit vorhanden.

2. Übertragung und Symptomatik des Q- Fiebers.

Der Q- Fieber Erreger Coxiella Burnetii kann unter anderem auch über die Schildzecke Dermacentor marginatus übertragen werden. Die in der Bundesrepublik veröffentlichten 300 Fälle pro Jahr entsprechen nicht der hohen Durchseuchungsrate in der Bevölkerung. Meistens werden die Erreger aerogen durch Inhalation von infiziertem Staub, durch Tier-Harn und durch Milchprodukte übertragen. Wie auch Dr. I. Fonk in ihrem Buch „Rickettsiose – System und Hauterkrankungen“ bestätigt, erfolgt die Übertragung auf den Menschen auf dem Luftweg durch die Inhalation von kontaminiertem Staub (Weiden, Heu, Silos, Tierstall), durch Wäsche und Wolle, durch menschliche und tierische Ausscheidungen, z. B. durch getrocknete Ausscheidungen infizierter Haus- und Nutztiere wie Rinder, Schweine, Pferde, Schafe, Ziegen, Wildtiere, Katzen, Hunde, Kamele, Büffel, Zecken und über den Verzehr von Milch und von Rohmilchprodukten. Weiterhin kann die Infektion über gespendetes Blut oder Knochenmark, über die Plazenta und durch Tröpfcheninfektion übertragen werden. Erreger können auch im Kot von Zecken ausgeschieden werden und können bis 1,5 Jahre auf trockenem Boden und bis 3 Jahre auf feuchtem Boden überleben.
Nach einer Inkubationszeit von 1-4 Wochen stehen Symptome wie eine grippeähnliche Erkrankung mit Kopfschmerzen, Gliederschmerzen und Muskelschmerzen, besonders an Rücken und Brustmuskulatur und eine Erkrankung des Zentralnervensystems mit einer Gehirnhautentzündung im Vordergrund. Es kann zu Pneumonie, Hepatits und Glomerulonephritis (Lungenentzündung, Leberentzün-

dung, Nierenentzündung) kommen. Weiterhin sind auch eine Entzündung der Herzinnenräume (Endokarditis) als auch des Herzbeutels (Pericarditis) durch diese Infektion möglich.
Die Diagnose wird durch den Nachweis spezifischer Antikörper im Serum gesichert, zum Beispiel durch den Microagglutinationstest.
Die Q- Fieber-Endokarditis verläuft chronisch und weist eine hohe Sterberate auf.

3. Nachweis von Rickettsien Infektionen.

Bei der Behandlung der Rickettsien Infektion wird die Autorin bewusst die Arbeiten vom Prof. Dr. Jean - Baptiste Jadin und die Arbeiten seiner Tochter Dr. Cecile Jadin zugrunde legen.
Diese erscheinen ihr extrem wichtig, weil Prof. Dr. Jadin und seine Tochter den chronischen Verlauf der Krankheit berücksichtigen und erkannt haben, wie ernsthaft diese Krankheit ist. Sie erkannten die biologischen Ursachen der von den Rickettsien übertragenen Symptome und konnten daraus eine kausale Therapie entwickeln, während andere Wissenschaftler, die sich mit der Rickettsien Erkrankung auseinandersetzen, es nicht tun. Frau Dr. Jadin versteht unter kausaler Therapie eine Therapie, die hinter allen verschiedenen Symptomen, die auslösenden Infektionen erkennt.

Prof. Dr. Jadin war ein Schüler von Louis Pasteur und hat zusammen mit Prof. Dr. Charles Nicolle Pionierarbeit geleistet und grundlegende Entdeckungen auf diesem Gebiet gemacht, die dann von seiner Tochter Cecile Jadin aufgearbeitet und weiterentwickelt wurden.

Frau Dr. Cecile Jadin, deren Arbeiten hier zugrunde gelegt werden, ist der Meinung, dass man auch bei der chronischen Rickettsien Infektion in verschiedene medizinische Felder vordringen muss, zum Beispiel in den kardiologischen Bereich, die Rheumatologie, die Psychiatrie, die Neurologie. Sie geht davon aus, dass ein Patient keineswegs an verschiedenen Krankheiten erkrankt ist, sondern nur an einer Krankheit. Sie nennt dieses Vorgehen „die Suche nach dem Weg des ätiologischen Verständnisses dieser Krankheit". Ätiologisch bedeutet, dass ein Bakterium gleichzeitig verschiedene Krankheiten verursachen kann. Es ist möglich, dass die Bakterien sich in die eine oder in die andere Gewebeart einnisten. Frau Dr. Jadin vermutet, dass es sich um den gleichen Erreger handelt, der nach einem gewissen Zyklus, in dem er hervorgetreten ist, wieder verschwindet, um sich dann in veränderter Form wieder vorzustellen (Mutationen). Genau so wie der Mensch müssen sich auch Bakterien der nächsten Umgebung anpassen und sich neu formieren, mit oder ohne Hilfe einer anderen Bakterie.

Als Beispiel dafür nennt sie das chronische Müdigkeitssyndrom CFS, das zum ersten Mal in Incline, Nevada im Jahre 1984 entdeckt wurde und sich dann im großen Ausmaß verbreitete oder die so genannte Rocky Mountains Genickstarre, die im Jahre 1916 ihren Ursprung im gleichen Gebiet hatte, oder die Spirochäte Borrelia Duttoni, der früher vorgeworfen wurde, als Ursache des Malgache-Fiebers zu gelten, (das in Madagaskar in den Zeitungen von Dury im Jahre 1702 bereits beschrieben wurde) und zuletzt in der Schweiz, im belgischen Kongo im Jahre 1933, von Pakalow in Kapstadt im Jahre 1944 und von Heisch in Kenya im Jahre 1950 beschrieben wurde. Schließlich wurde die Lyme -Krankheit im Jahre 1975 in Lyme/ Connecticut festgestellt und als solche benannt. Dr. Jadin vermutete einen Zusammenhang mit der Krankheit Florence Nightingales, die sie sich während des Krimkrieges bei der Behandlung von Soldaten, die an epidemischen Typhus und an Kriegsverletzungen litten, zugezogen hatte. Sie hatte in einer Umgebung voll von Läusen, Flöhen und Zecken gearbeitet. Das könnte die logische Erklärung sein, warum sie während der letzten 20 Jahre ihres Lebens immer müde war und womöglich an CFS litt. Dasselbe Risiko gilt heute noch im Falle der Ärzte, Soldaten und Angestellten in Lazaretten in Kriegsregionen. Frau Dr. Jadin kam in ihren Arbeiten über Lymphozyten von Schafen, die durch Zecken infiziert worden waren, zu gleichen Ergebnissen wie bei Patienten mit Q-Fieber-Endokarditis. Die von CFS-, Fibromyalgie und MS -Patienten offenbarten Symptome, zeigen die gleiche Unterschiedlichkeit wie die von Rickettsiose-Patienten.

Wissenschaftler wie Giroud, Legag usw. haben die Persistenz der Rickettsien im Gefäßsystem bewiesen. Daraus leitet Frau Dr. Jadin ab, dass diese Krankheit vor allem einen Angriff auf die Kleingefäße bedeutet.
Bei der vor allem durch den Microagglutinationstest von Giroud und Jadin ausgewiesenen Chronischen Rickettsien Infektion werden fünf Rickettsiengruppen festgestellt: Rickettsia Prowazeki (epidemischer Typhuserreger), Rickettsia Moseri, Rickettsia Conori (Gruppe der Fleckfieber), Coxiella Burnetii (Q- Fieber Erreger) und Neo-Rickettsia Chlamydia (Gruppe der Neo-Rickettsien).

Diese spezielle Rickettsien Untersuchung ist nur bei Frau Dr. Cecile Jadin in Johannesburg/Süd Afrika zur Zeit zu erhalten.

Die hierbei aufgeführten Antikörpermessungen von 5 Antigenen Rickettsia Prowazeki, R. Mooseri, R. Conori, Coxiella Burnetii, Neo Rickettsia Q18 werden beim Microagglutinationstest durchgeführt und begründen die Spezifizität dieses Tests.
Gemäß der Meinung von Prof. Giroud haben alle Antigene das gleiche Verhalten. Er betont ferner mit Nachdruck, dass diese abhängig vom Wirt wechselhaft sein können. Zu diesem Thema kann man lesen : Medecine et Maladies Infectieuses, Les Rickettsies, les Neo Rickettsies et leur Evolution, 1975 (5-3) Von Prof. Giroud , P 152-155.

Dieser Test besteht aus einer klaren und einfachen Reaktion von Antikörpern, die Rickettsien Antigene agglutinieren.
Die Wichtigkeit dieses Tests besteht in der besonderen Vorbereitung des Antigens und in dessen Vielfalt an Rickettsien-Spezies.

Das Ergebnisprotokoll für den Giroud Test sieht wie folgt aus:

++++ Sehr hoher Grad von Antikörpern
+++ Hoher Grad von Antikörpern
++ Mäßiger Grad von Antikörpern
0 Keine Antikörper wurden gefunden

Dieser Test hängt von der Qualität der Antigen-Kultur ab.

Komparative Studien zu IFA UND ELISA sind im nachhinein von Dr. Ph.. Bottero und auch von Dr. Fiset in den USA durchgeführt worden, in dem man Antigene von Prof. J. B. Jadin benutzte. **Im Oktober 1997 gewährte das Institut Pasteur Prof. Dr. J.B. Jadin den Brumpt- Preis für die Erfindung des Microagglutinationstests**. Dies ist bisher der einzige Test mit dem man eine Chronische Rickettsien Infektion nachweisen kann. Die in Deutschland verfügbaren Testverfahren sind dazu nicht in der Lage. Eventuell, aber auch nicht in allen Fällen, ist es in Deutschland nur möglich, Rickettsien im Anfangsstadium festzustellen. Wie auch Frau Dr. Fonk in ihrem Buch „Rickettsiose, System und Hauterkrankungen" feststellt, wird der Weil Felix Test nicht mehr empfohlen, weil er aufgrund von Kreuzreaktionen mit B. Proteus, Leptospiren und Borrelien nicht mehr spezifisch ist.
Bei Infektionen mit Rickettsia Akari, B. Quintana, Coxiella Burnetii ist dieser Test ohnehin nicht aussagefähig.

Dagegen wird der Microagglutinationstest aufgrund seiner hervorragenden Leistung exklusiv für die Soldaten der amerikanischen Armee in einem Militärkrankenhaus in Kuala Lumpur verwendet. Leider sind die Dienste des Labors nicht der Zivilbevölkerung zugänglich. Dort arbeiten dic besten amerikanischen Ärzte und Forscher auf dem Gebiet der Rickettsien Infektionen.

Die Tatsache, dass dieser Test in Deutschland noch nicht Fuß gefasst hat, hat mit der Unwissenheit und mit dem **Nicht – Wissen - Wollen** der Ärzteschaft zu tun. Wir empfehlen allen Betroffenen, die befürchten erkrankt zu sein , sich an uns zu wenden, um über den VBCI e.V. diese Untersuchung durchführen zu lassen. Auch wenn in Deutschland nur die Diagnose Borreliose gestellt wurde, sollte jeder wissen, dass **Borreliose immer zusammen mit einer Rickettsien Infektion auftritt**. Auch wenn keine Borreliose festgestellt wird und derjenige nicht weiß warum er bestimmte Symptome hat, sollte man diesen Test in Erwägung ziehen.

4. Intrazelluläre Therapie gegen Rickettsien Infektionen und gegen Borreliose

Hier wird die Therapie von Frau Dr. Cecile Jadin vorgestellt, die sich sowohl für Rickettsien Infektionen, als auch für Borrelien Infektionen eignet, weil es sich dabei jeweils um intrazelluläre Erreger handelt. Daher ist Aufgabe dieser Therapie, den in der Zelle eingekapselten Erreger wieder in die Blutbahn zu bringen, wo er vom Antibiotikum erreicht werden kann.

Die Therapie von Frau Dr. Cecile Jadin basiert auf vier wichtigen diagnostischen Säulen:

Erste diagnostische Säule

Die Geschichte des Patienten und seine Symptome.
Diese werden auf einem bestimmten Formular des Arztes aufgenommen, wo alle Symptome des Patienten (z. B. Kopfschmerzen, Fieber oder erhöhte Temperatur, Gefühl es nicht alles zu schaffen/ Fatigue, Depressionen, Encephalitis, Lungenprobleme, Schmerzen usw.) aufgeführt werden.
Alle diese Informationen können auf jeden Fall ein Gesamtbild über den Zustand des Patienten bieten.

Zweite diagnostische Säule

Zur zweiten Säule gehört die Untersuchung des Patienten nach bestimmten hier unten aufgelisteten Kriterien.
Bei der körperlichen Untersuchung des Patienten sind folgende Punkte extrem wichtig:

Hautfarbe: Nicht rosig, sondern farblos wie Zement.

Drüsen: Vergrößerte Drüsen Ja oder Nein. Wenn folgende Punkte positiv sind, ist dies ein Zeichen, dass der Patient krank ist: Vergrößerte Drüsen im Nackenbereich, unter den Armen, in den Schwellungen rechts und links vom Bauch. Manchmal sind diese Drüsen groß aber nicht spürbar. In diesem Fall sind sie ein Zeichen einer alten Infektion. Wenn aber die Drüsen spürbar sind, ist dieses ein Zeichen einer aktiven Infektion.

Hals: Entzündet/rot.

Herz: Herzrhythmus-Störungen, Herzrasen, Herzflimmern, Herzklopfen sind Anzeichen der Krankheit.

Lungen: Ungewöhnliche Aktivität könnte eine Infektion bedeuten.

Leber und Milz: Manchmal vergrößert.

Appendix: Empfindlich und schmerzhaft auch bei Leuten, die operiert wurden, wegen des Drüsengewebes.

Dritte diagnostische Säule

Der Giroud Test für die Feststellung, ob Rickettsien positiv sind, gehört zur dritten diagnostischen Säule.

Bewertung des Giroud Tests:
Die Ergebnisse des Tests sind nur ein Indikator, aber geben keine Antwort, was der Patient wirklich hat. Also ist die Antwort beim Patienten zu suchen. Wenn der Test negativ ist, gibt es zwei Möglichkeiten der Antwort: Die erste mögliche Antwort ist, dass das Immunsystem nicht arbeitet, weil der Erreger nicht da ist. Die zweite mögliche Antwort ist aber, dass der Erreger in so großer Menge vorhanden ist, dass das Immunsystem nicht mehr arbeiten kann. Ausschlaggebend ist der Zustand des Patienten.

In diesem Fall wäre es wichtig, jede dritte Woche den Test neu zu machen, um die Fluktuation festzustellen und dann in einer Tabelle die Bewegung des Erregers zu vergleichen. Der Weil Felix Test, der in Deutschland verwendet wird, hat in seinem Antigen nicht alle Typen von Rickettsien in sich. Das erklärt auch, warum die in Deutschland gemachten Tests häufig negativ sind, obwohl die Patienten infiziert sind.

Vierte diagnostische Säule

Spezielle Blutwerte als indirekter Indikator der Krankheit:

Gesamtblutbild:
Eisen/Ferritin
Schilddrüsen Funktion und Schilddrüsen Antikörper
Leberfunktion
Nierenfunktion
Autoimmunfaktoren (CRP/ANF/RF)
Rheumafaktor

Therapie als Endergebnis.
Am Ende dieses Suchprozesses kann vom Arzt die Therapie zusammengestellt werden.

Frau Dr. Jadin praktiziert eine hoch dosierte, gepulste Therapie, die jede dritte Woche zwischen 7 und 12 Tage lang vom Patienten eingenommen wird.

Eine Rotation der Medikamente ist ihrer Meinung nach absolut notwendig, um der Gefahr von Resistenzen entgegenzutreten und weiter um die verschiedenen Stämme von Rickettsien aus verschiedenen Richtungen zu erreichen. Aufgrund der Tendenz zur Mutation dieser Erreger ist es ihrer Meinung nach extrem notwendig, zu wissen, woher sie stammen.

Allerdings ist das für die Behandlung selbst nicht wichtig, weil bisher alle auf dieselbe Behandlung reagiert haben.
Ein Beispiel für Dr. Jadins Therapie wird hier beigefügt. Dieses soll ausdrücklich nur ein Beispiel sein, wie die Therapie aussehen kann. Sie darf aber nicht so angewandt werden, da es sich um eine Therapie handelt, die Frau Dr. Jadin für eine bestimmte Person, mit bestimmten Symptomen zusammengestellt hatte. Jeder Patient muss seine eigene individuelle Therapie erhalten, die die eigenen gesundheitlichen Probleme widerspiegelt.

Extrem wichtig ist ebenfalls die Tatsache, dass Frau Dr. Jadin ihren Patienten, die Einnahme von Vitaminen A, D, E und K während der Therapie nicht empfiehlt. Diese Vitamine könnten sich im Fettgewebe einnisten, ohne dass man diesen Prozess rückgängig machen kann. Die Einnahme dieser Vitamine kann sich für Borreliose oder Rickettsien Patienten wie Gift auswirken.

Die Kombination zwischen Vitamin C und E sollte aus den gleichen Gründen vermieden werden.
Auch Magnesium wird den Rickettsien Patienten nicht empfohlen, weil es bewiesen ist, dass diese Substanz den Erreger in vitro wachsen lässt. Ohne diese Substanz stirbt der Erreger.

Dr. Jadin berichtet, dass der Eisenwert bei vielen Patienten zu niedrig ist. Ihrer Meinung nach ist das zurückzuführen auf die Tatsache, dass der Erreger den Eisenvorrat des Kranken verbraucht. Das Gleiche meint Dr. Jadin ist der Fall, wenn der Eisenwert zu hoch sein sollte. Damit der Eisenwert sich normalisiert, braucht man also nur gegen den Erreger antibiotisch vorzugehen. Frau Dr. Jadin ist der Meinung, dass der Eisenwert sich nach der Behandlung normalisieren wird.

Deswegen sollte kein Eisenersatz dem Rickettsien Patienten verschrieben werden. Wenn der Erreger nicht mehr aktiv ist, wird sich der Eisenwert wieder normalisieren. Im Versuch wird Eisen zu einer Kultur gegeben, um Rickettsien zu ernähren!
Dr. Jadin ist auch dagegen, den Patienten Kalzium zu geben. Auch im Falle von Osteoporose sollte man kein Kalzium geben, sondern die Durchblutung verbessern.

Behandlung für Erwachsene mit intrazellulären Infektionen

Die Infektionstherapie wird wie folgt verschrieben: Diese ist dreiwöchentlich auszuführen, abhängig vom Gewicht und Tolerierbarkeit.

Vibramycin 100 mg bis 300 mg täglich oder mehr

Dies sollte wie folgt eingenommen werden:
Dreimal am Tag eine Tablette oder zweimal am Tag zwei Tabletten .

Oxythetracycline: 250 mg 2 Tabl x 4 mal am Tag oder 2 Tabletten alle 6 oder 8 Stunden oder mehr.

Mynozyklin 50 mg dreimal am Tag oder 100 mg zweimal am Tag zusammen mit Rulid (Macrolide) 150 mg zweimal am Tag.

Tetralysal (Lymecycline) 300 mg zweimal am Tag zusammen mit Flagyl (Metronidazol) 400 mg zweimal am Tag (Kein Alkohol trinken!).

Doxyzyklin 100 mg 2mal am Tag zusammen mit Quinolone 250 mg oder 500 mg zweimal am Tag von (Ciprofloxacin, Tavanic oder Avalon alternierend).

Dalacin C (Clindamycin) 150 mg 3 oder 4 mal am Tag. (Kann Durchfall erzeugen!)

<u>Generika sollten nicht eingenommen werden!!</u>

Jede Behandlung sollte wie folgt zusammen mit folgenden Mitteln eingenommen werden:

Acidophylus, Vitamin B Complex, ein Hemmer der Proton Pumpe (Nexiam, Losec, Lanzor, Pantoloc)

Für die Behandlung während der drei Wochen Pause sollten folgende Mittel eingenommen werden, abhängig von den Blutuntersuchungen:
Legalon zur Unterstützung der Leber, Chinin für den Fall, dass die CRP, ANF und RF Werte zu hoch sein sollten.(Flimmern in den Augen dadurch möglich!!)
In diesem Fall sollte man die Einnahme unterbrechen. In dem Falle, dass die Schilddrüsen Antikörper zu hoch sein sollten, sollten die Schilddrüsen Hormone T3 und T4 eingenommen werden.

1. Was Patienten während der siebentägigen Einnahme von Antibiotika tun müssen.

Medikamente nur nach dem Essen einnehmen.

Viel, viel trinken, zwischen 2-3 Liter Wasser am Tag. Sie sollten nicht weniger als 1.5 Liter Wasser danach aus dem Körper herauslassen.

Man sollte dazu auch Indian Tonic Wasser trinken, weil diese Chinin beinhaltet und dazu hilft, dass Medikamente reabsorbiert werden können.

Sehr warm baden, (40 Grad) oder in die Sauna gehen (türkische Bäder mit Wasserdampf sind nicht dazu geeignet!!). Diese Bäder sind extrem wichtig, um den Körper von Toxinen durch die Haut zu befreien und, um die Blutzirkulation anzuregen.

Dazu sollte man folgende Mittel hinzufügen: Algibad aus dem Canyon oder 2 Esslöffel von Epsom Salz. Regelmäßige körperliche Bewegung ist notwendig.

Keine direkte Sonne, weil durch die antibiotische Therapie Patienten fotosensibel werden.

Man soll noch mehr als sonst auf Verhütung achten, weil während der Antibiose orale Mittel nicht wirksam sind.

Während der Antibiose keine Milchprodukte essen. (Milch, Joghurt, Eis, Käse, Eier mit Käse) weil Milchprodukte die Absorption der Antibiotika beeinträchtigen würden. Nicht rauchen wegen der Gefäße.

Wenn Patienten Flagyl einnehmen, sollten sie kein Alkohol trinken.

2. Was Patienten immer tun müssen

Koffein vermeiden!. Also (keine Cola, kein Tee, Kein Kaffee), keine Zigaretten, weil diese eine gefäßverengende Wirkung haben. Bactrim oder Septran (Sulfonamide) meiden.

Zucker – Honig, zuckerhaltige Früchte und getrocknete Früchte mit hohem Zuckerinhalt meiden. Nicht mehr als zwei Früchte am Tag essen.

Keine unpasteurisierte Milch trinken (keine Rohmilch, keine Rohmilchprodukte), kein Rohfleisch.

Massagen, die den Körper tief berühren sind nicht empfohlen.

Alle Patienten und auch Hausangehörige müssen alle sechs Monate eine Antiwurmkur machen.

Flu Vakzin, Gammaglobuline, Beriglobulin und Kortison werden nicht empfohlen.

Lokale Anästhesie ist gestattet, aber ohne Adrenalingabe.

Um eine Re-Infektion zu verhindern sollte man nach Möglichkeit Distanz halten von Flöhen, Zecken, Läusen und vor allem von Stallungen, Mist und Düngemitteln.

Als vorbeugende Maßnahme sollte man eine Fumigation des eigenen Hauses durchführen.

Niemals Zecken von Haustieren mit nackten Fingern entfernen!

Kontakt mit Chemikalien, zum Beispiel mit Farben und mit Düngemitteln vermeiden.

Magnesium und Glutamat sollte nicht eingenommen werden. Keine Vitamine A, D, E und K oder sehr wenig davon einnehmen.

Wenn man eine Autoimmunkrankheit hat, sollte eine Laserbehandlung nicht durchgeführt werden.

Die hier dargestellte Therapie gilt nur als Beispiel. Wir empfehlen den Patienten, diese nur mit ärztlicher Begleitung durchzuführen. Dies kann nur ein Beispiel und keine Therapieformel darstellen. Damit der Patient gesund werden kann, ist es notwendig, dass die hier dargestellte Therapie individuell angepasst wird unter Berücksichtigung anderer vorhandenen Infektionen, des Krankheitsstadiums und der reellen allgemeinen Patientenlage.

III. Borna-Virus: Das Schicksal einer auf den Menschen übertragbaren Virus Erkrankung als Beispiel für eine missglückte Gesundheitspolitik.

1. Was ist das Borna-Virus?

Das Borna-Virus ist ein behülltes Virus mit einer einzel- und negativsträngigen, nicht-segmentierten RNA. Es ist das bisher einzige Genus der Familie Bornaviridae, die mit anderen Virusfamilien in der Ordnung Mononegavirales zusammengefasst wird.

Die Borna-Virus Infektion des Menschen und Bezüge zu Erkrankungen wurde von der Forschungsgruppe von Prof. Dr. Hanns Ludwig (Freie Universität Berlin) und der Frau PD Dr. Liv Bode (Robert Koch Institut) im Jahre 1995 erstmalig genauer wissenschaftlich belegt und in Nature Medicine publiziert. Im Jahre 1996 wurden die ersten Isolate von Menschen gewonnen. Die Übertragungswege des Virus sind noch nicht genügend bekannt. Ob das Virus aerogen oder auch von Mutter auf Kind (oder auch zoonotisch d.h. von Tier auf Mensch) überspringt, muss weiter erforscht werden und ist nicht publiziert. Es gibt allerdings Hinweise aus der Tierwelt (Pferd), dass die trächtige Stute das Agens auf den Fötus überträgt oder dass experimentell infizierte Ratten ihre Jungen anstecken. Ähnliches muss auch für den Menschen angenommen werden, äußerte sich Prof. Ludwig. Er warnt vor Spekulationen, dass Borna-Virus von Zecken übertragen werden könne. Hier gibt es keine Hinweise. Auch von einer eventuellen sexuellen Übertragung kann nicht ausgegangen werden. „Die Borna'sche Krankheit wird durch ein nach ihr benanntes Einzelstrang- RNA Virus (BD Virus) mit negativer Polarität aus der Familie der Mononegavirales verursacht. Das BDV(Borna Desease Virus) ist der bisher einzige bekannte Vertreter der Bornaviridae.

Die verursachte Erkrankung tritt sporadisch oder endemisch bei Pferden, Schafen und Rindern auf. Hinweise für eine mögliche Infektion von Katzen sowie Füchsen und anderen frei lebenden Tieren sind erbracht worden. Das Borna-Virus wurde zuerst in Deutschland, später aber auch weltweit nachgewiesen. Die natürliche Infektion erfolgt vermutlich über die Schleimhaut der oberen Luftwege, wie die Rachen- oder die Nasenschleimhaut. Hinsichtlich eines Virusreservoirs kann eine Infektion von Kleinnagern nicht ausgeschlossen werden. Eine mögliche Infektion des Menschen mit dem Borna-Virus wird seit Jahren angenommen und die Anwesenheit antiviraler Antikörper sowie virusspezifischer Nukleinsäure im Blut und im Gehirn von Patienten mit psychiatrischen Erkrankungen können auf eine mögliche Beteiligung der Virus Infektion an derartigen Krankheitsbildern hinweisen. Wegen der genannten Verbreitung bei Tier und Mensch gilt das Borna-Virus im Allgemeinen als Zoonose.", so aus der Internetseite des Bayerischen Landesamtes für Gesundheit und Lebensmittelsicherheit (www.lfas.bayern.de).

Beim Menschen wurde eine Beteiligung der Infektion an psychiatrischen Erkrankungen vermutet, vor allem an wiederkehrender und manischer Depression (siehe auch: BODE, L. & LUDWIG, H. (2001). — **Borna-Virus Infektion. In: Lexikon der Infektionskrankheiten des Menschen:. Erreger, Symptome, Diagnose, Therapie und Prophylaxe (Darai, G., Handermann, M., Hinz, E. & Sonntag, H.-G., Eds.) Springer-Verlag, Heidelberg, 68-74.**
Andere Forschergruppen (Japan, USA) sehen Zusammenhänge mit Schizophrenie. Der z.Zt. aktuelle Forschungsstand in klinischen Studien ist, die Zusammenhänge von verschiedensten Syndromen und Krankheitsbildern mit Borna-Virus Infektionen (Erst-, Chronische Infektion oder Reaktivierung) beim Menschen herzustellen, bzw. die gehäuft vorliegenden Hinweise zu erhärten.

Was Tiere anbelangt, sind Pferde und Schafe natürliche Wirte. Es wurden aber auch Erkrankungen bei anderen Paarhufern wie Rindern und Ziegen, aber auch bei Katzen, Affen und sogar Straußen nachgewiesen. Das Virus ist genetisch, aber auch in seiner Pathogenese als neurotropes Agens, verwandt mit den Erregern von Staupe, Tollwut und Masern. „Bei Pferden kann Borna-Virus zum Tode des Tieres führen. Was Menschen anbelangt, kämpfen wir darum, dass Ärzte erkennen, dass die Infektion auch bei „homo sapiens" existiert und diese nicht heruntergespielt werden darf. Hier gibt es eine Gruppe von Psychiatern mit weit offenem Visier, die ebenfalls davon überzeugt ist, dass die biologische Psychiatrie, d.h. Viren und Agenzien als Mitbeteiligte an psychiatrischen Erkrankungen, im Vormarsch ist. Diese Kollegen stellen sich der Erkenntnis, dass Borna-Virus Infektionen bei Psychiatrie Patienten eine Rolle spielen können und daher getestet werden sollten. Denen steht eine Minorität gegenüber, die von alten Dogmen nicht los lässt, Animositäten und Vorurteile pflegt und damit dem Patienten schadet", so Professor Ludwig.

Borna-Viren befallen im Gehirn vor allem Neuronen des limbischen Systems. Dies ist ein Gehirnbereich, in dem Verhalten, Gefühle und Wohlbefinden gesteuert werden. Hier vermehrt sich Borna-Virus (Nachgewiesen im Tierexperiment). Das Virus stört vermutlich das chemische Gleichgewicht der Hirnbotenstoffe. Nach neuesten Studien weisen etwa 60 % aller gesunden Pferde Borna-Virus spezifische Infektionsmarker im Blut auf. Im Gegensatz zur bisherigen Auffassung muss demnach von einer hohen Viruszirkulation in der Pferdepopulation ausgegangen werden. Aus einer großflächigen Untersuchung 2004 im Saarland ging hervor, dass bei zahlreichen Pferden ein Symptomenkomplex in unterschiedlichster Kombination auftrat. Im Verlaufe des Seuchenzuges kristallisierte sich heraus, dass oft nur Einzelsymptome zu beobachten waren. Diese umfassten: Orientierungslosigkeit, Leistungsabfall, Aggressivität, Reizbarkeit, Schreckhaftigkeit, Antriebslosigkeit, Apathie, tagelanges schläfriges Verhalten, vermehrtes unerklärbares Scharren mit den Hufen, wechselnde Appetitlosigkeit, Lichtempfindlichkeit, Kopfschütteln, Standanomalien (Spreizstellung), wiederkehrende Koliken und Muskelzucken.

Klinische Symptome des Borna-Virus sind also Verhaltensänderungen, Bewegungsstörungen und eine Beeinträchtigung der Sensibilität und des Sensoriums wie: Absondern von der Herde, Depression, Leerkauen, gesenkte Kopfhaltung, zum Teil gesteigerter Bewegungsdrang, zum Teil Aggressivität gegen andere, zum Teil große Schreckhaftigkeit, auffällige Klinik mit Fieberschüben, herabgesetzte Teilnahme an der Umgebung, Spasmen und Speicheln. Im Endstadium Festliegen mit Ruderbewegungen (zur Thematik siehe auch FU- Habilitationsschrift von Frau Priv. Doz. Dr. Liv Bode: http://www.diss.fu-berlin.de/2002/250/bode_habil.pdf).

2. Mit welchen Symptomen äußert sich das Borna-Virus bei Menschen? Zusammenhang zwischen Borna-Virus und anderen Infektionen.

Das Symptomspektrum ist facettenreich und schließt vielfältige Störungen in Verhalten, Bewegung, Nahrungsaufnahme und Leistungsniveau mit ein. Bei Menschen hängt es von der Resistenzlage des einzelnen Individuums ab, ob es überhaupt zum Krankheitsausbruch kommt.

Beim Menschen (Wie bei Pferden) manifestiert sich die Krankheit durch folgende Symptome: Apathie, Schläfrigkeit, Ängstlichkeit, Panik, Lernstörungen, Leistungseinbruch und Bewegungsstörungen (z.B. Lahmheit, schwankender Gang, Koordinationsstörungen, Zwangsbewegungen, sowie veränderter Appetit, Abmagerung usw.). Prof. Ludwig schreibt, dass Studien eine überdurchschnittliche Häufung der Infektion in ihrer aktivierten Form bei psychiatrisch erkrankten Patienten gegenüber gesunden Virusträgern gezeigt haben. Weiterhin konnte bei Tieren und bei menschlichen Patienten in individuellen Langzeituntersuchungen (Bis 5 Jahre) eindeutig ein dauerhaftes Infektionsniveau mit wellenartigen Schüben der Infektionsparameter, parallel zum Krankheitsbild, belegt werden.

Es gibt Hinweise, dass andere Infektionen, zum Beispiel bakterielle oder virale Infektionen, den Körper in seiner Immunabwehr derart schwächen, dass Borna-Virus Infektionen aktiviert werden können. „Frau Bode hat ältere Befunde basierend auf Antikörper-Testung publiziert, bei denen es sich um Serien Parasiten-befallener afrikanischer Patienten handelte. Hier lagen dann auch auffällig erhöhte Borna-Virus Titer vor“, so Prof. Ludwig.

Über eine Beziehung Borna-Virus und Rickettsien Infektionen usw. ist noch nichts bekannt. „Das sollte unbedingt weiter verfolgt werden. Dazu bräuchten wir eine großzügige Spende, um diese Problematik unabhängig zu erforschen. Aus den allgemeinen Erkenntnissen, die wir bereits haben steht auf jeden Fall schon fest, dass Patienten, die chronisch infiziert sind und bakterielle und parasitologische

Erkrankungen aufweisen, sich unbedingt auf Borna-Virus untersuchen lassen müssen."
Die Forschung ist ebenfalls dabei, näher festzustellen, ob Borna-Virus bei Krebserkrankungen eine Rolle bei Begleitsymptomatiken spielen kann.
„Es gibt auf jeden Fall schon jetzt Hinweise, dass bei onkologischen Fällen diese Virus-Infektionsrate höher ist und, dass möglicherweise psychiatrische Erkrankungen mit metabolischen Schäden beim Menschen parallel laufen", so Prof. Ludwig.

3. Wie wird Borna-Virus festgestellt?

Der neueste Borna-Virus Test basiert auf dem Nachweis im Blut zirkulierender, Borna-Virus -spezifischer Immunkomplexe. Prof. Ludwig betont im Gespräch mit der Autorin, dass dieser Test, der gemeinsam mit der Gruppe von Frau Dr. Bode ausgearbeitet wurde, bereits auf Tausende von Menschen- und Tierproben angewendet worden ist. Wissenschaftlich sei er molekularbiologisch, proteinchemisch und immunologisch abgesichert und von mehreren Gruppen (Auch internationalen) sehr gut evaluiert und verifiziert worden. Er sei aber noch nicht offiziell kommerzialisiert worden. „Uns stehen jetzt Auswertungen zu über 20.000 Proben, wo wir teilweise die Anamnese des Patienten mit klinischen Erscheinungen oder Befunden haben und dazu unsre Testergebnisse, zur Verfügung. Mit unseren Testen lässt sich sehr schön übereinstimmend ein auf Evidenz basiertes Korrelativ herstellen mit Krankheiten wie bestimmten psychiatrischen Erkrankungen, Zwangserkrankungen, teilweise auch mit CFS. Der Test ist einfach durchzuführen und unterliegt breit gestreutem Patentschutz.

Es ist der einzige Test, der sensitiv die Borna-Virus Infektion erkennt und auch prognostische Aussagen erlaubt und dies alles über eine einfache Blutprobe. Insofern handelt sich um keinen größeren invasiven Eingriff", so Prof. Ludwig. Zur Zeit werde dieser Test in einem diagnostischen Labor in Berlin (IFLB, Windscheidstr. 18, 106 27 Berlin) unter seiner Betreuung fachkompetent durchgeführt und über dieses Labor auch liquidiert. Für eine breitere und auch spezifischere Vermarktung für Patientengruppen, Selbsthilfe-Gruppen und die Öffentlichkeit werde an Konzepten gearbeitet, damit der Test dann auch auf europäischer Ebene bekannter und angewandt werde.

4. Die Therapie von Borna-Virus assoziierten Erkrankungen.

Die Therapie bei Borna-Virus Infektionen, die mit auffälligen klinischen Symptomen einhergehen, wurde in engen wissenschaftlichen Untersuchungen der Berliner Arbeitsgruppe (Ludwig, FU-Berlin; Bode, RKI) mit Psychiatern der Medizinischen Hochschule Hannover (Profs. Emrich und Dietrich) erstmalig empirisch entdeckt und 1997 publiziert. Das Therapieschema bei Borna-Virus assoziierter Depression besteht aus einer antiviralen Behandlung mit Amantadin.

Prof. Ludwig schreibt in einer Mitteilung vom 12.9.2006, dass der Nutzen der virostatischen Behandlung mit Amantadin für depressive infizierte Patienten, denen mit herkömmlicher Antidepressiva-Therapie nicht mehr zu helfen war, in zwei offenen Studien 1999 und 2000 zusammen mit Psychiatern des Benjamin-Franklin-Klinikums der FU Berlin und mit Psychiatern der MHH, bestätigt wurde.

Weiterhin hatte eine dritte Placebo - kontrollierte Doppelblindstudie zusammen mit den Kollegen der MHH zur Bestätigung der ersten zwei Studien stattgefunden. Diese hatte gemäß der schriftlichen Aussage von Prof. Ludwig einen sehr signifikanten Nutzen der Therapie bei über 70% der infizierten Patienten belegt (noch nicht publiziert). Was hatte sich also während dieser Studien gezeigt?

Es hatte sich gezeigt, dass die Behandlung mit Amantadin virostatisch wirkt und dass die Virusaktivität bei möglicherweise fortbestehender Infektion nachhaltig verringert wurde. Die Forschungsgruppe Prof. Ludwig und Dr. Bode wertete als Zeichen der Reduktion der Virusaktivität das Absinken der Virusantigene und Immunkomplexe im Blutplasma.

Gemäß Prof. Ludwig, konnten diese Ergebnisse beim Menschen mit der erfolgreichen und oft lebensrettenden Therapie erkrankter Borna-Virus infizierter Pferde voll und ganz bestätigt werden.

In der Praxis hat sich gezeigt, dass Borna-Virus gelegentlich mit anderen bakteriellen Infektionen einhergeht und mit diesen zusammen in Erscheinung tritt. Der VBCI e.V. überprüft bei allen Hilfe suchenden Patienten das Vorhandensein einer Borna-Virus Infektion. Wenn das Ergebnis positiv ist und der Patient unter den oben beschriebenen Symptomen leidet, wird von einem Infektiologen die Therapie mit Amantadin in Erwägung gezogen. Wichtig ist, die Klarheit über die Gesamtsituation des Patienten, wie dringlich antibiotische Therapien gegen Rickettsien, Borrelien usw. zu geben sind. Es wird immer ein Dringlichkeitsplan aufgestellt, abhängig von der reellen Situation des Patienten.

5. Forschung über Borna-Virus – Die Politik des Robert Koch-Institutes. Was steht hinter der Einstellung der Forschung über Borna-Virus Infektionen?

Am Robert Koch-Institut (RKI) lief bis Ende Dezember 2005 das Projekt Borna-Virus Infektionen, das ab 01.01.2006 eingestellt wurde. Kooperationspartner dieser Gruppe war Prof. Dr. Hanns Ludwig, Virologe an der Freien Universität; Frau PD Dr. Liv Bode war die Projektleiterin am RKI.

In einer schriftlichen Mitteilung vom 12.07.2006 hatte Prof. Ludwig fachwissenschaftliche Hinweise für einen Anfangsverdacht für die Strafverfolgungsbehörden mit Bezug auf Borna-Virus in Blutprodukten herausgegeben. Er teilte mit, dass schon seit 1995 bekannt war, dass genetisches Material und Viruseiweiße in menschlichen weißen Blutzellen, nicht nur bei erkrankten Psychiatrie Patienten, sondern auch bei Blutspendern nachweisbar waren. Aus Blutzellen und Gehirn, so Prof. Ludwig, konnte das infektiöse Virus 1996 und 2000 von verschiedenen Forschergruppen isoliert werden. Seit 2001 wurde mit neuen Tests nachgewiesen, dass Viruseiweiße in akut kranken Patienten auch im Blutplasma vorkommen können. Hohe Eiweißmengen korrelierten mit infektiösen Virusbestandteilen im Plasma.

Mit diesen (oben erwähnten) Tests ließ sich gemäß Prof. Ludwig nachweisen, dass Borna-Virus Infektionen bei etwa 30% gesunder Menschen bzw. bei Blutspendern auftreten können, in der Mehrheit mit geringen Mengen von Viruseiweißen im Blut. Dabei handelte es sich um unabhängige Befunde einer Berliner und einer australischen Arbeitsgruppe. Ab Oktober 2002 war nach den Angaben von Prof. Ludwig die Existenz von Blutspenderplasmen, die mit Borna-Virus Bestandteilen kontaminiert sind, dem RKI bekannt. Infolgedessen hielt Prof. Ludwig die Entscheidung des RKI, die Forschungsgruppe Borna-Virus zu schließen, für fahrlässig. Zu dieser Haltung äußert er sich wie folgt: „Der Befund vom Oktober 2002 begründete einen starken Verdacht, dass bei gesunden Blutspendern mit Borna-Virus verseuchten Plasma Proben zu rechnen ist (zumindest in 1% oder 2% der Fälle). Daraus folgte, dass solche Spenden ein Infektions- und unter Umständen auch Gesundheitsrisiko für die Plasmaempfänger bedeuten. Ich halte die Schließung der Borna-Virus Forschung mit Blick auf die Blutproblematik für fahrlässig, insbesondere, da die Begründung nicht ausreichend validierter Teste die RKI- Leitung und die ministerielle Fachaufsicht nicht von deren gesetzlicher Verantwortung zur Abklärung und Prävention von Infektion- und Gesundheitsrisiken entbindet. Mit diesem behördlichen Maßnahmekatalog, der einmalig in seiner Art ist, die Fortführung einer gesundheitspolitischen bedeutsamen Forschung zu verhindern, wird aus meiner Sicht billigend in Kauf genommen, dass das Risiko einer Borna-Virus Infektion mit der Möglichkeit einer Gesundheitsschädigung durch Blutplasma fortbesteht.

Nach den aus offiziellen Angaben sich ergebenden Daten der Blutspendedienste werden in Deutschland offiziell ca. 12.000 Blutspenden benötigt, davon 4000 Plasmaspenden. Bei 1 % bis 2% mit Borna-Virus Antigen belasteten potenziell infektiösen Plasmaproben muss jeden Tag von unerkannten Infektionsübertragungen auf 40 Empfängern ausgegangen werden.“

Die Frage ist, warum das RKI, mit der Einstellung der Forschungsgruppe Borna-Virus Infektionen reagierte, obwohl es über die Existenz dieser neuen Aspekte in der Angelegenheit Borna-Virus Kenntnis erlangt hatte oder gerade deswegen! Dem RKI war gemäß der schriftlichen Aussage vom Prof. Ludwig nämlich schon seit Oktober 2002 bekannt, dass einige mit Borna-Virus-Bestandteilen kontaminierte Blutspenderplasmen vorhanden waren. Diesbezüglich hatte es Veröffentlichungen gegeben (Bode et al. 2001, Molecular Psychiatry 6: 481-491), in denen nachgewiesen werden konnte, dass in den Plasmaproben RNPs (Ribonukleoproteine; bekannter Maßen infektiöse) vorhanden waren, bzw. dass diese bei Borna-Virus „in gleicher Weise wie bei anderen verwandten Viren infektiös sind, bzw. Infektionen auslösen."
Die Existenz von potenziell infektiösen RNPs des Borna-Virus aufgrund der RNA Analysen aus Blutplasma ist ein gravierender Befund.

Wenn man überlegt, dass am 10.10.2002 erstmals „ein stark mit Virusantigen belastetes Blutplasma identifiziert wurde, in dem ebenfalls gleichzeitig Viruserbmaterial und dessen infektiöse Bestandteile nachgewiesen werden konnten." Dieser Erstbefund aus 2002 ist „genau belegt über den Probecode DRK Nr. 2019767." Die diesbezüglichen Unterlagen und die Risikobewertung der RKI Leitung wurden seinerzeit schriftlich mitgeteilt und von der Leiterin der Borna-Virus Forschungsgruppe dem RKI übergeben. Was also sind die wahren Gründe, die die RKI Leitung dazu veranlasst haben, die Forschung über Borna-Virus daraufhin einzustellen?

Warum hatte das RKI die Gesundheitsrisiken für die Bevölkerung minimiert dargestellt und die Ergebnisse der Studien und Entdeckungen der Forschungsgruppe Ludwig und Bode in Abrede gestellt? Und das entgegen handfester Daten, dass von 188 Blutspenderproben in 57 (30,3%) Borna- Virus Immunkomplexe nachgewiesen wurden und damit eine Durchseuchungsrate von 30% gegeben war?

Gab es politische und wirtschaftliche Gründe? Als Argument stellt sich die Frage, zu wessen Schaden und zu wessen Nutzen die sämtlichen Blutpräparate hätten überprüft werden müssen und ob die einfache und relativ billige Therapie mit Amantadin vielleicht der Pharmaindustrie nicht genehm ist.

Die Einstellung der Forschung über Borna-Virus Infektionen hat erhebliche negative Auswirkungen auf Virus infizierte Patienten: Dass über diese Krankheit offiziell nicht mehr geforscht wird, könnte bedeuten, dass Borna-Virus trotz der Entdeckungen der Gruppe Bode und Ludwig für die Medizin als nicht relevant angesehen werden könnte und, dass die von der Berliner- und MHH Gruppe entwickelte Therapie mit Amantadin als nicht notwendig eingestuft werden könnte, weil die Krankheit offiziell nicht existiere.
Genau in diesem Zusammenhang hat Prof. Dr med. Dr phil. H. M. Emrich von der Medizinischen Hochschule Hannover (MHH), Abteilung Klinische Psychiatrie und Psychotherapie, in einem Schreiben vom 20.07.2006 an Dr. Wolfgang Wodarg, Mitglied des Bundestages und Mitglied des parlamentarischen Gesundheitsausschusses mitgeteilt: „Wir halten die Schließung des Bereiches und damit die Beendigung der Borna-Virus Forschung für tragisch, nicht nur für Frau PD Dr. Bode, sondern insbesondere für betroffene Patienten. Bei ihnen hat die Schließung teilweise zu einer starken Verunsicherung geführt und zu Ängsten vor unzureichender Forschung (und ggfs. fehlender Entwicklung von Therapie Möglichkeiten) beigetragen."

Prof. Ludwig teilt in seinem Schreiben weiter mit, dass „mit diesem behördlichen Maßnahmenkatalog, der einmalig in seiner Art ist, die Fortführung einer gesundheitspolitisch bedeutsamen Forschung zu verhindern, billigend in Kauf genommen wird, dass das Risiko einer Borna-Virus-Infektion mit der Möglichkeit einer Gesundheitsschädigung durch Blutplasma fortbesteht."

Die Vereinigung Deutscher Wissenschaftler (VDW) in Berlin hat diese Entscheidung des RKI öffentlich hinterfragt und die offizielle Begründung des RKI wissenschaftlich auf den Prüfstand gestellt. Das Ergebnis dieser Initiative ist, dass Frau Dr. Liv Bode den Whistleblower Preis für Ihr Zivilcourage erhalten hat. Dieser Preis wurde am 13.04.2007 Frau Dr. Bode in Berlin verliehen.

6. Die Problematik des Borna-Virus für Borreliose Infizierte. Hierzu ein Gespräch mit Prof. Dr. Hanns Ludwig.

T.:
Prof. Ludwig, wie kam es zum Whistleblower - Preis für Frau Dr. Bode?
Ist Whistleblowing eine politische institutionalisierte Bewegung?
Wer steht dahinter, wer trägt diese Bewegung?

Prof. Ludwig:
Der Whistleblower Preis wird von der Vereinigung Deutscher Wissenschaftler e.V. vergeben. Diese ist die Folgevereinigung der „Göttinger 18". Diese hatten sich in einer Unterschriftensammlung gegen die Nutzung von Atomkraft für Kriegszwecke gewehrt. Daraufhin hat sich die VDW mit folgenden Zielen selbst gegründet: Wissenschaft in Verantwortung, freie Wissenschaft, Wissenschaft gegen jeglichen Krieg, freie Meinungsäußerung. Hinter den Mitgliedern der VDW stehen hoch geachtete, renommierte Leute, unter anderem der kürzlich verstorbene Prof. Dr. Dr.h.c.mult. Carl Friedrich von Weizsäcker und andere bekannte Professoren. Der Beirat setzt sich ebenfalls aus honorigen bekannten Personen und Juristen, die in öffentlichen Ämtern stehen, zusammen. Soweit ich dies sehe, hat dieser Beirat den sogenannten Whistleblower Preis geschaffen.

Dieser Preis wird Menschen und Wissenschaftlern überreicht, die Wichtiges entdeckt und beobachtet haben und überzeugt sind, dass ihre Erkenntnisse der Menschheit helfen und die, mitunter auch aus ihrem internen Umfeld, Daten weitergeben, die ansonsten unterdrückt und verschwiegen würden. Diese bringen dann möglicherweise Institutionen und politische Organisationen in erhebliche Schwierigkeiten. Als sehr prominentes Beispiel wäre hier Daniel Elsberg, Physiker und Journalist zu nennen, der auch den Whistleblower Preis erhalten hat, weil er die Machenschaften der Nixon - Regierung offenlegte und somit indirekt dazu beitrug, dass der Vietnam - Krieg beendet werden musste.

T.:
Hat die Auszeichnung von Dr. Bode nur Symbolcharakter oder will man damit eine neue Entwicklung in Sachen Borna-Virus Forschung anstoßen?

Prof. Ludwig:
Die Angelegenheit von Dr. Bode wurde von der VDW aufgegriffen und hat dazu geführt, dass sowohl Bundestagsabgeordnete als auch die VDW Akteneinsicht im Robert Koch- Institut nehmen konnten. Ziel war, zu verifizieren, dass Frau Dr. Bode mit Ihren Erkenntnissen, dass Borna-Virus in psychiatrische Erkrankungen involviert ist und bei Blutspendern in bedenklich hohem Maß vorkommt, auf solider wissenschaftlicher Grundlage steht. Die Akteneinsichten haben ergeben, dass hier eine Menge Insiderwissen „unter dem Deckel gehalten" wurde, bzw. in der Schublade dieser Institution verschwinden sollte. Insbesondere wurde dadurch das Verbot öffentlich gemacht, Informationen über Virus - kontaminierte Blutspenden nach außen dringen zu lassen.

T.:
Welches Ziel ist mit dieser Auszeichnung verbunden?

Prof. Ludwig:
Diese honorige Auszeichnung setzt Zeichen, dass man den Namen von Frau Dr. Bode nicht weiter verunglimpfen darf, wie dies durch das Publikationsverbot und damit die Beschädigung ihrer wissenschaftlichen Tätigkeit geschehen ist, dass die Erkenntnisse, die in ihrer Arbeitsgruppe gewonnen worden sind, nach außen getragen werden müssen und damit - last but not least - den gefährdeten Menschen und Patienten geholfen werden kann. Das ist durch die Preisverleihung angestoßen und vermutlich auch erreicht worden.

T.:
Wie schätzen Sie die Lage vor und nach dieser Auszeichnung beim Robert Koch - Institut ein?

Prof. Ludwig:
Das kann ich schlecht sagen. Frau Dr. Bode arbeitet jetzt in einer anderen Abteilung und in einem anderen Gebiet dieses von unseren

Steuern finanzierten Instituts. Sie ist fest angestellte Mitarbeiterin und ordnet sich arbeitsrechtlichen Regeln unter. Sie kann allerdings mit ihrem Gewissen nicht vereinbaren, diese bedeutenden Daten aus der Borna Forschung nicht der Öffentlichkeit zu übergeben. Ich schätze die Lage so ein, dass der Wistleblower - Preis dazu führt, dass Frau Dr. Bode hoffentlich voll rehabilitiert wird und, dass man die Daten und Erkenntnisse, die sie über Borna - Virus - Infektionen bei Erwachsenen, bei Kindern, bei psychiatrisch Kranken und bei gesunden Menschen gewonnen hat, veröffentlichen darf.

T.:
Unter welchen Bedingungen wird das Projekt Borna - Virus beim Robert Koch - Institut wieder aufgenommen? Wer wird die Bedingungen diktieren?

Prof. Ludwig:
Der Präsident des Robert Koch - Instituts scheidet ja (vorzeitig) im September 2007 aus. Danach ist nicht ausgeschlossen, dass das Bundesministerium für Gesundheit das Projekt Borna - Virus Infektionen wieder einsetzt.

Wenn die Borna - Virus Gruppe unter der Leitung von Privat-Dozentin Bode wieder etabliert werden könnte, wäre das sicherlich im Einklang mit der „Antennen Funktion“ des RKI, frühzeitig zu signalisieren, welche Infektionen in Deutschland gesundheitspolitisch relevant sind.

Zu der Zeit der Veröffentlichung dieses Buches war die Angelegenheit Borna - Virus noch offen. Die Autorin hofft mit dieser Veröffentlichung dazu beitragen zu können, dass Frau Dr. Bode voll rehabilitiert wird. Ferner, dass der Test auf Borna - Virus Infektion und die prognostische Einschätzung seiner Relevanz an Bedeutung gewinnt und einer breiten Patientengruppe zur Verfügung gestellt werden kann.

Der VBCI e.V. informiert weiter Patienten und Ärzte zu diesem Thema.

IV. Bakterielle Erreger als verdeckte Agenten: Mikrokokken.

1. Was sind Mikrokokken?

Mikrokokken sind winzig kleine kugelförmige Bakterien. Sie sitzen auf der Oberfläche der roten Blutkörperchen. Ihre krankheitserregende Wirkung wurde von der Schulmedizin bisher vernachlässigt.

Die Geschichte der Erforschung der Mikrokokken ist eng mit der persönlichen Lebensgeschichte von Dr. Walter Tarello verbunden. Als Dr. Tarello und seine Frau bei der Ausübung ihres Berufes als Tierärzte plötzlich erkrankten, fingen sie im Jahre 1992 zu forschen an.
Im Laufe dieser Forschungsarbeiten hatte Dr. Tarello festgestellt, dass im Blut von Menschen, die an CFS erkrankt waren, genau wie auch bei Tieren mit vergleichbaren Symptomen, gerinnungsnegative Staphylokokken /Mikrokokken vorhanden waren.
Das Vorbild Tarellos, Dr Tedeschi hatte seinerseits 1976 schon festgestellt, dass sowohl konventionelle als auch unkonventionelle (L-Formen) von Staphylokokken im zirkulierenden Blut von Menschen, die an Autoimmunerkrankungen litten, vorhanden waren. CFS ruft bei Menschen ebenfalls viele Autoimmunkomponenten hervor, einschließlich der einschlägig bekannten Augenentzündung (Uveitis).
In der Zeitschrift Experientia 32, Seite 1600-2 wird in der Arbeit von Dr. Tedeschi, GG., Amici, D. Sproveri, G- & Vecchi, A. „Staphylokokkus epidermidis in the circulating blood of normal and thrombocytopenic human subjects: immunological data“, zu diesem Thema berichtet.

Im Laufe seiner Forschung entdeckte Dr. Tarello die positive Wirkung von auf Arsen basierenden Medikamenten anorganischer und organischer Art. Durch seine Forschungstätigkeit erbrachte er den Nachweis der Pathogenität von Mikrokokken.

2. Der emblematische Werdegang zur Feststellung der Hintergründe eines unklaren Krankheitsbildes!

Wie andere Ärzte auf diesem Gebiet hat auch Dr. Tarello nach den Ursachen für das Krankheitsbild CFS gesucht:
Hier werden **die wichtigsten Aspekte der Suche nach der Krankheit** geschildert, d. h., wie einzelne Forscher aus den Bereichen der Tier- und Humanmedizin zu der Auffassung kamen, dass ein evidenter Zusammenhang zwischen humanem CFS und ähnlichen Tierkrankheiten vorhanden war.
Nach dem Jahr 1985 hatte man festgestellt, dass sich eine Krankheit mit dem Namen „Myalgischen Encephalitis" oder CFS (Chronic Fatigue Syndrom) beim Menschen verbreitete. Dabei stellten amerikanische Ärzte einige Symptome fest, die sehr an die einer Grippe erinnerten. In vielen Fällen wurde als Krankheitserreger das Eppstein - Barr Herpes Virus vermutet.

Zugleich fing eine mysteriöse Krankheit bei Tieren an sich zu häufen: Man dachte an eine Art von Tier zu Tier übertragene Herpesvirus Erkrankung: Um diese neue Erkrankung zu isolieren, fehlten aber die notwendigen Antikörper. Deswegen wurde schließlich diese Hypothese verworfen.

Bereits im Jahre 1892 hatte Sydney Ricketts, der einen Forscherteam leitete, eine Arbeit über „Fatigue Syndrome bei Pferden" veröffentlicht. Er hatte bei 32 Pferden ein Zustand der persistierenden Lethargie über einen Zeitraum von mehr als zwei Jahren festgestellt. Die immunologischen Parameter zeichneten einen geschwächten Zustand. Das Einzige was man aber bei der Behandlung dieser Tiere empfehlen konnte, waren längere Ruhezeiten.
Auch Dr. Tarello hatte in seiner Praxis mit einer ständig steigenden Anzahl von Hunden und Katzen zu tun, bei denen er eine Hämobartonellose vermutete. Bei der üblichen Behandlung mit Antibiotika (Doxizyklin) konnte er keine Verbesserungen feststellen. Er stellte aber fest, dass nach der Behandlung mit Thiacetarasamid Natrium die Symptome verschwanden und das Blutbild sich wieder normalisierte.

Es hatte schon in der Vergangenheit, zu Beginn des 20. Jahrhunderts einige auf Arsen basierende Medikamente gegen Erschöpfung und gegen Nervenkrankheiten gegeben. Erkenntnisse über die möglichen Zusammenhänge mit der bakteriellen Ursache von Krankheiten waren aber damals nicht vorhanden.

Was war diese Krankheit wirklich? Welche Rolle spielten die Mikrokokken, die man bei Blutuntersuchungen von erkrankten Hunden und Katzen festgestellt hatte?

Tiermedizin und Humanmedizin untersuchten die CFS - auslösenden Erreger mit den gleichen Methoden: Dr. Tarello vermutete, dass es einen direkten Zusammenhang zwischen CFS bei Menschen und der seltsamen Tierkrankheit, mit der er als Veterinär konfrontiert war, geben musste.

Folgende Ereignisse sind hier erwähnenswert, die die Vermutungen Dr. Tarello's bestätigten: Ab Juni 1992 wuchs die Zahl der bekannten Fälle ständig, Dr. Tarello erkrankte an der selben Krankheit. Er und seine Ehefrau hatten beide CFS. Dr. Tarello richtete daraufhin ein eigenes mikrobiologisches Labor ein. Im Frühjahr 1993 legte er Hunderte von Blutkulturen an. Darüber hinaus konnte er feststellen, dass viele dieser Fälle exakt die menschlichen Kriterien für die CFS - Diagnostik erfüllten. Er stellte zuerst die gleichen Symptome bei sich fest und untersuchte dann sein Blut. Es zeigte sich, dass die gleichen Mikrokokken, die er bei seinen Tieren festgestellt hatte, auch in einer großen Zahl in seinem eigenen Blut zirkulierten.

Die von ihm durchgeführten Studien mit diesen Blutkulturen zeigten, dass die Mikrokokken im Blut von Tieren und Menschen die an CFS leiden, zu der Art von Staphylokokkus gehören. Er stellte zum Beispiel Staphylokokkus Intermedius, Staphylokokkus Xylosus, Staphylokokkus Epidermidis, Staphylokokkus Cohnii, Staphylokokkus Chromogenes und Staphylokokkus Lugdunensis fest. Einige Stämme davon waren gegen bekannte Antibiotika resistent. Gesunde Menschen und Tiere wiesen keine Mikrokokken im Blut auf und produzierten auch negative Staphylokokken - Blutkulturen.

Des weiteren sprachen sie nicht auf die niedrig dosierte Therapie mit Arsen an. Ein Teil der Tiere mit eindeutigem Mikrokokken - Befund machte zwar einen gesunden Eindruck, dieser Schein erwies sich aber als trügerisch: Alle entwickelten innerhalb eines Zeitrahmens von einer Woche bis zu sechs Monaten die Symptomatik von CFS. Damit erwiesen sich die Mikrokokken wahrhaftig als verdeckte Agenten der Krankheit!
Die häufigsten Symptome von CFS bei Tieren waren, auch nach Ruhepausen fortdauernde Müdigkeit und die Schwierigkeit, eine normale Leistungsfähigkeit zu erhalten. Weiterhin litten die Tiere unter Appetitlosigkeit, Apathie sowie Muskel - und Gliederschmerzen. Immunologische Disfunktionen, wie eine reduzierte Anzahl an roten Blutkörpern, geringere Anzahl an zirkulierenden weißen Blutkörpern und Lymphozyten, gehörten ebenfalls dazu.

Bei 75% der Befallenen wurden neurologische Fehlfunktionen festgestellt, unter anderem Zittern, Lichtempfindlichkeit/Angst (Fotophobie), Depressionen, Lähmungs-erscheinungen. Die Reihenfolge der dafür verantwortlichen Erreger ließ sich durch die nachfolgenden Studien genau beziffern: Mikrokokken (67%), Babesien (40%) und Granulozyitische Ehrlichiose (24%).

Das erbrachte ihm den Nachweis, dass die wichtigsten Anzeichen der chronischen Müdigkeit nicht spezifisch sind und in vielen Fällen von mehr als einem Krankheitserreger ausgegangen werden muss. Als Vergleichsbeispiele gelten Babesiose und Ehrlichiose. Diese sind Ursache vieler chronischer mit unspezifischen Symptomen auftretender Krankheiten und zwar sowohl bei Hunden als auch bei Menschen. In der Humanmedizin wie auch in der Tiermedizin gehen diese mit Müdigkeit, Myalgien, Arthralgien einher.

Das klinische Krankheitsbild von einigen Staphylokokken Infektionen zeigt als Symptome ebenfalls chronische Müdigkeit oder Erschöpfung. Die Ursache dafür ist die Reduzierung der Elektronen - Transport - Aktivität, die in den betroffenen Körperpartien zum fortdauernden Sauerstoff - und Energiemangel und dadurch zur „Müdigkeit" führt.

Die Entwicklung und die Vermehrung dieser Bakterien erscheint im Blutkreislauf von Gesunden wie folgt: Gesunde weisen zwar eine erhebliche Zahl an unerwachsenen, aber eine nur geringe Zahl an ausgebildeten Bakterien auf. Der Hauptunterschied zu CFS betroffenen Patienten ist, dass diese ausgebildete Bakterien in einer weit höheren Anzahl als Gesunde aufweisen.

Obwohl die Infektionserreger in Menschen oder in Tieren bereits vorher anwesend waren, kann der Krankheitsausbruch plötzlich erfolgen, wenn zusätzliche Stressfaktoren bei Tier oder Mensch eintreten: Psychische oder körperliche Überbeanspruchung oder erneute Ansteckung durch verunreinigtes Wasser, unpasteurisierte oder rohe tierische Lebensmittel, die als mögliche Krankheitsauslöser gelten.

Zusammenfassend kann hier bestätigt werden, dass Dr. Tarello durch seine Forschungsarbeit hatte feststellen können, dass Mikrokokken ein diagnostisches Kriterium für CFS darstellen.

3. Therapie von Mikrokokken Infektionen. Die Entwicklungsstadien der Arsen Therapie.

Bei Vorlage eines frischen Blutaufstriches kann Dr. Tarello feststellen, ob zirkulierende Mikrokokken (Staphylokokken) und weiter Babesien und Ehrlichien oder andere Bakterien oder Parasiten vorhanden sind.

Zugleich mit der Feststellung von Mikrokken im Blut und den Symptomen von CFS ist eine niedrig dosierte Arsentherapie erfolgreich anzuraten. Die niedrig dosierte Arsentherapie besteht u.a. aus der Verabreichung von Sodium thiacetarsamide, Melarsomine, Sodium metilarsenate und Potassium arsenite, bekannt als Fowler's Lösung. Die Therapie besteht aus der Gabe einer farblosen Lösung mit Potassium Arsenite zu 5 mg/ml (3,8 mg reines Arsen in 1 ml). Diese Lösung mit Potassium Arsenite ist in der europäischen Pharmawirtschaft seit dem Jahr 1950 nicht mehr erschienen.

Schon aus dem Merck Index vom 1976 geht hervor, dass das Potassium Arsenite als Tonikum für Mensch und Tier bei der Behandlung von Epilepsie, Asthma, chronischen Hauterscheinungen wie Psoriasis und Ekzemen nicht - parasitären Ursprungs mit Erfolg eingesetzt wurde. In Folge von Dr. Tarellos Erkenntnissen wurde in weiteren Veröffentlichungen der letzten Zeit Potassium Arsenite u.a. als sehr hilfreich angesehen, besonders in der Behandlung von CFS. Die ganz geringe Dosierung von 0,1-0,2 mg/KG/Tag, intramuskulär über einen Zeitraum von 7 bis 10 Tagen wurde erfolgreich eingesetzt.

Interessanterweise lässt sich Ähnliches auch auf anderen Gebieten nachweisen: Die Literatur zur Krebsforschung kommt zu ähnlich positiven Ergebnissen. Ein Überblick über die Forschung findet sich in der Zeitschrift Oncologist 6 (Suppl. 2), 3-10. Waxman und Anderson berichteten 2001 zum Thema „History of the Development of arsenic derivatives in cancer therapy“, dass die Aktionsmechanismen der Arsenderivate zahlreich sind.

Obwohl die niedrig dosierte Arsentherapie in Großbritannien und Dänemark mit großem Erfolg angewandt wird, ist sie in Deutschland noch nicht zugelassen. Das hat auch mit der Geschichte Deutschlands zu tun: In diesem Zusammenhang hat die deutsche Medizin eine übervorsichtige Haltung gegenüber Arsen, weil die national sozialistische Medizin Arsen in großem Maßstab zur Vernichtung von Menschen und zu Menschenversuchen missbrauchte. Weitere Gründe lassen sich nur vermuten. Arsen ist ein relativ günstiges Mittel. Die Pharmaindustrie möchte aber weiterhin ihre teuren Therapien auf dem Markt platzieren. Arsen ist vielleicht unter anderem auch deswegen als Therapie nicht willkommen.

Zu den wichtigen Eigenschaften der Arsentherapie zählt, dass nicht nur Mikrokokken, sondern auch Rickettsien, Spirochäten und Darmparasiten sich erfolgreich mit dieser Therapie behandeln lassen. Arsen besitzt die Eigenschaft, das ökologische Gleichgewicht dieser Erreger lahmzulegen, so dass diese sich nicht wieder reproduzieren können. Mytochondrien, die vorher völlig kaputt waren, werden durch die Arsen - Therapie neu aktiviert, und der Stoffwechsel wieder in Gang gesetzt. Während der Patient vorher aufgrund der vorhandenen Infektionen keine Immunkraft, keine Stoffwechselkraft, keine Hormonkraft hatte, werden alle diese Probleme, die aufgrund eines überdrehten Immunsystems verursacht wurden, durch die Therapie beseitigt. Der mit diesen Problemen verbundene Kohlenhydratstoffwechsel kann zu Insulin - und Leptin Resistenz führen. Die Arsen - Therapie schafft die Möglichkeit, die aufgrund der Infektionen vorhandenen Blockaden aufzuheben.

Der Verein für Bekämpfung chronischer Infektionskrankheiten e.V. setzt sich dafür ein, dass diese Therapie auch den Menschen in Deutschland zugute kommt.

4. Erfahrungswerte in Verbindung mit der Arsentherapie.

Der Verein zur Bekämpfung chronischer Infektionskrankheiten verfügt über keine eigenen Erfahrungsdaten, weil diese Therapie in Deutschland nicht zugelassen ist. Aus den Kontakten mit Stellen in Ausland, wo die Therapie problemlos durchgeführt wird, zeichnen sich folgende Ergebnisse ab.

Die Arsentherapie kann sowohl aus antibakteriellen oder antiviralen Gründen oder für kurze Zeit gegeben werden, wie Dr. Tarello schreibt. Man kann aber auch diese Therapie verwenden, um ein Ernährungsdefizit auszugleichen in noch kleineren Dosierungen über lange Zeit. Wie wirkt die Arsentherapie bei CFS Patienten?

Nach der Verabreichung der Arsentherapie bei 20 Patienten mit CFS Männer und Frauen - konnte man folgendes beobachten:

Sechs Patienten hatten keine Nebenwirkungen und keine Therapiewirkung. Sechs Patienten hatten große Verbesserungen, zwei davon konnten ihr Leistungsniveau von 50% auf 90% erhöhen, in zwei sehr schweren Fällen konnten die Betroffenen sich von 10% auf 50% ihres Leistungsniveaus verbessern und zwei konnten sich von 30%-40% Ihres Kraftniveaus auf 60%-70% steigern.

Alle diese Patienten erzielten Verbesserungen in der dritten Behandlungswoche. Diese Verbesserung korrelierte mit einer Normalisierung bei der Mikroskopuntersuchung der roten Blutzellen, die vorher nicht normal gewesen waren.

Acht Patienten hatten am Anfang der Therapie Probleme. Nach einem schweren Anfang, besserte sich aber die Lage.

Die orale Dosierung erfolgt wie bei einem Nahrungsergänzungsmittel. Potassium Arsenite bestehend aus Arsen Trioxide 99,95% und wird als Fowlers Lösung 0,5% benannt. Ein Tropfen beinhaltet 185 Mikrogramm Arsen. Die Absorptionsrate im Körper ist sehr niedrig und beträgt 5-30%. Wenn man will, dass die Absorptionsrate höher wird, muss man dieses per intramuskulärer Injektion verabreichen. Die orale Dosicrung wird entweder benutzt, um die Hypersensitivität zu messen, um einen Ernährungsmangel auszugleichen, oder wegen Infektionen. Anfangen sollte man von 0,5ml pro Tag und immer leichter die Menge erhöhen bis auf 1,0-1,5 ml zweimal am Tag, wie von Dr. Tarello empfohlen wird (die höchste Dosierung wäre 7,5 ml).

Die Erfahrungen sprechen dafür, dass man die Therapie für fünf Tage in der Woche mit einer Unterbrechung am Wochenende durchführen kann. Wenn man eine Mikrokokken Infektion hat, sollte man die Therapie 7-10 Tage einnehmen. Andere Infektionen wie Mycoplasmen, Ehrlichien, Candida, Borreliose, Viruserkrankungen brauchen eine längere Zeit Einnahme, die von 3 Wochen bis zu einigen Monaten geht. Man hat mit dieser Therapie schon Patienten bis zum einem Jahr behandelt, andere für 3-4 Monate ohne Nebenwirkungen oder Vergiftungserscheinungen.

Trotzdem ist Vorsicht geboten: Arsen wird in der Leber methyliert und durch die Nieren ausgeleitet. Es ist sehr ähnlich zu Selenium aber viel weniger toxisch als dieses. Wenn Patienten ein Methylierungsproblem vorweisen, (Folat, B12, Methionin, Homocystein), ein Mangel an Selenium oder eine Leber, die träge ist, Nierenprobleme oder zelluläre Mängelerscheinungen (Mg, Ca, Cu, S), werden sich alle diese Problem auf die Metabolisierung, auf deren Wirkung und auf die Ausleitung des Arsens aus dem Körper auswirken.

Daher ist es notwendig, in Begleitung eines auf dem Gebiet sehr erfahrenen Arztes zu stehen, der am Anfang die Voraussetzungen für die Therapie überprüfen muss.
Voraussetzung für die Therapie ist, dass die Blutuntersuchungen von Dr. Tarello und Frau Dr. Jadin entsprechende Ergebnisse vorweisen. Diese Therapie ist nur in Ausland möglich. Interessierte können sich gerne wegen Informationen an den VBCI e.V. wenden.

5. Notwendigkeit der mikrobiologischen Untersuchung für Borreliose Patienten auf Mikrokokken und die Notwendigkeit der Behandlung von Mikrokokken parallel zu Borreliose und zu anderen Infektionen.

Die nach der niedrig dosierten Arsen Therapie erfolgten Blutuntersuchungen beweisen, dass parallel mit dem Verschwinden der Symptome auch die Mikrokokken von der Oberfläche der roten Blutkörper verschwinden und gleichzeitig eine Normalisierung der Blutparameter erfolgt.

Der erste Schritt für den Betroffenen ist also die mikrobiologische Untersuchung durch Dr. Tarello. Damit ein exaktes Bild der infektiologischen Situation des Patienten entsteht, ist es absolut notwendig, dass Patienten sich dieser Untersuchung unterziehen. Dann kann neben der gleichzeitigen Erhebung von immunologischen, parasitologischen und weiteren bakteriologischen Parametern einen Status Quo des Patienten festgehalten werden.

Der VBCI e.V. rät daher den an uns herantretenden Patienten, folgende Untersuchungen durchzuführen:
Untersuchung nach der Methode Dr. Tarello, Microagglutinationstest für Rickettsiose und weitere infektiologische Paramenter, die in Deutschland zu erlangen sind.

Die Untersuchung Dr. Tarellos ist vor allem durch seine Sorgfalt und seine Fähigkeit wie ein Detektiv nach Erregern zu suchen, die sonst niemand findet, gekennzeichnet. Das macht seine Arbeit sehr wertvoll, vor allem bei fehlender oder unsicherer Diagnose.

Dadurch kann außer der Borrelien Infektion auch eine häufig auftretende Rickettsien Infektion und weitere Infektionen wie Mycoplasmen, Babesien, Darmparasiten, Clamydien festgestellt werden.

Das infektiologische Bild des Patienten ist für den behandelnden Arzt unentbehrlich, damit er die richtige Therapie einleiten kann. Natürlich ist diese Untersuchung nicht nur am Anfang sondern auch später notwendig. Innerhalb der Therapie sollte diese Untersuchung alle vier Monate wiederholt werden, um festzustellen welche Änderungen sich ergeben haben.

Die Ergebnisse dieser und der anderen Untersuchungen dienen dazu, die Therapie dem Zustand des Patienten laufend anzupassen und dazu neben den körperlichen Symptomen das Bild des Patienten durch weitere Werte zu vervollständigen.

V. Eine weitere Quelle für Chronische Infektionen: Darmparasiten

Krankheiten wie Colitis Ulcerosa, Colon Irritable, Divertikulitis, Neurodermitis, Urtikaria, Zöliakie, Milchunverträglichkeit, Amöbenruhr, Epilepsie, Obstipation, Morbus Crohn sind im allgemeinen jedem Menschen bekannt. Nur die Ursache dieser Krankheiten kennen wenige Menschen.

Die Definition von Parasiten in Pschyrembel ist: Lebewesen, die ganz, teilweise oder ständig auf Kosten einer anderen Organismenspecies leben. Man unterscheidet unter Ektoparasiten, die auf der Oberfläche und Endoparasiten, die in tiefen Körperhöhlen, in Gewebe und in Blut leben.

Wie lässt sich erklären, dass Darmparasiten Ursache verschiedener Krankheiten sein können und in multisystemischen Krankheitsgeschehen kräftig mitmischen, aber nicht bekannt sind und demgemäß auch von den Ärzten nicht wahrgenommen werden?

Um dieser berechtigten Frage eine plausible Antwort zu geben, wird hier eine Skizze der medizinischen Aspekte dieser Problematik hergestellt.
Unter den Endoparasiten unterscheidet man zwischen den tierischen Parasiten wie Helminthen (Würmer) Protozoen (Einzeller) und Arthropoden (Gliederfüßer). Als Darmparasiten kommen Helminthen und Protozoen in Betracht. Zu den Helminthen gehören Askariden und Taenien.

1. Würmer im Verdauungstrakt: Helminthen

Askariden

Frau Dr. Ingrid Fonk schreibt in Ihrem Buch „Darmparasitose in der Humanmedizin", dass die Askariden im Dünndarm leben, dass sie aber in das Gangsystem von Galle und Pankreas, sogar in die Leber und in andere Organe hineindringen können.
Nachdem sie in Dünndarm gelangt sind, berichtet Fonk, durchwandern sie die Darmwand, passieren mit Hilfe des Blut- und Gefäßsystems die Leber, die rechte Herzkammer und die Lunge. Weiterhin verlassen sie das Blut und das Lymphgefäßsystem, dringen in die Alveolen ein, durchwandern das Bronchialsystem bis zum Kehlkopf, werden verschluckt und wachsen schließlich im Dünndarm zu geschlechtsreifen Tieren. Die Durchseuchungsrate bei Menschen ist sehr hoch.

Nach Dr. Fonk können Helminthen hohes Fieber mit Grippesymptomen, Bronchitis und Lungenentzündung verursachen.

Taenien

Taenien leben ebenfalls, wie Askariden im Dünndarm. Eier von Taenien sind in Gras und Heu vorhanden und benutzen als Zwischenwirte Rinder und Schweine. In diesen entwickeln sich die Eier zu Larven, „durchwandern die Darmwand und drängen über Blut und Lymphgefäßsystem in die Muskulatur und andere Organe." Die wichtigsten Symptome einer Taeniose sind: Verdauungsstörungen, Leibschmerzen, Gewichtsverlust, Juckreiz, Heißhungerattacken und Leistungsabnahme.
Eine bekannte daraus entstehende Krankheit ist die Zystizerkose, die mit Muskelschmerzen, Sensibilitätsstörungen bis zu Querschnittlähmungen, Psychosen und Epilepsie auftritt.

2. Tierische Einzeller: Protozoen

Zu den Protozoen gehören in erster Linie Lamblien und Amöben

Lamblien

Eine durch die Lamblia intestinalis verursachte Infektion kann durch die orale Einnahme von Zysten ausgelöst werden. Die Ausscheidung von Zysten ist maßgeblich für eine Infektion, weil diese im feuchten Milieu drei Monate überleben können. Trinkwasser kann auch die Infektionsquelle sein. Sehr viel hängt davon ab, wie das Wasser aufbereitet wird.
Dort, wo die Aufbereitung von Trinkwasser nicht unter strengen Regeln erfolgt, sind Lamblien sehr verbreitet. Auch Chlor im Wasser tötet sie nicht ab.

Lamblien werden auf dem fäkal-oralen Weg übertragen. Daher sind auch Kinder und Homosexuelle sehr gefährdet. Weiterhin können sie durch Rohmilch und durch Säugetiere einschließlich der Haustiere übertragen werden. Fliegen sind ebenfalls Überträger von Lamblien Zysten.
Lamblien breiten sich im Duodenum und im Jejunum großflächig wie ein Rasen aus. Die Folge davon sind Diarrhöen, Gastritis, Sodbrennen, große Schwäche, Depressionen, chronische Urtikaria, Neurodermitis. Bei Persistenz dieser Parasiten kann es zu Resorptionsstörungen verschiedener Art kommen: Zöliakie, Unverträglichkeit von Milch, von Milchprodukten und von Laktose, durch Mangel an Laktase. Als Folge davon können auch Polyneuritis, Schlaf- und Konzentrationsstörungen entstehen.

Amöben

Eine durch Amöben verursachte Infektion kann ebenfalls durch die orale Aufnahme von Zysten ausgelöst werden. Die Ausscheidung von Zysten ist also maßgeblich für eine Infektion. Wasser kann auch eine Infektionsquelle sein. Dort, wo die Aufbereitung von Trinkwas-

ser nicht unter strengen Regeln erfolgt, sind Amöben sehr verbreitet. Auch Chlor im Wasser tötet sie nicht ab. Auch in Eiswürfeln für Getränke bleiben Amöben infektiös.
Fehlende Hygiene, Homosexualität, mit Fäkalien gedüngtes Gemüse und Obst können zur Verbreitung der Infektion beitragen.

Drei Amöbenformen sind bekannt:

a. Magna Form

Die sogenannten Trophozoiten sind die vegetative Protozoen Form und gelten als die „virulente Form" der Krankheit.
Gemäß Fonk kann es zu einer Darmwandentzündung mit folgenden Krankheitsbildern kommen: Colon Irritable, Colitis mit Schleimhautödemen, Nekrosen bis zur Colitis Ulcerosa.

Trophozoiten bilden nicht nur Geschwüre sondern auch Amöbome, d. h. Tumore aus entzündlichem Granulationsgewebe. Amöbome bilden sich vorzugsweise im Coecumbereich. Die Tatsache, dass Amöben in das Lymph- bzw. Gefäßsystem eindringen können, kann zu sekundären Erscheinungen führen, wie Hepatitis, Abszesse der Leber, der Lunge, des Gehirns mit Leistungsinsuffizienz und Depressionen.
Amöben gelten auch als Invasions- und Depotallergene verschiedener Krankheitsbilder wie zum Beispiel die allergische Dermathose, Asthma, rezidivierende Polyarthritis.

b. Minuta Form

Die Minuta Form der Amöben ist nicht pathogen. Allerdings kann sich diese Form in die virulente Form verwandeln: Aufgrund von Störungen der Darmflora, aufgrund infektiöser Krankheiten, aufgrund Immunsuppressiva (z. B. Cortison). Durch Cortison kann es zur sogenannten Amöbenruhr kommen mit möglicher Todesfolge.

c. Vierkernige Zysten

Aus der Minuta Form entwickeln sich die vierkernigen Zysten, die eigentlichen Infektionsüberträger, die mit dem Stuhl ausgeschieden werden. Amöbenzystenträger können täglich 30-40 Mio. Zysten ausscheiden, die im feuchten Milieu 8 bis 30 Tage überlebensfähig sind. Das ist der Hauptunterschied zur Magna- und Minuta Form, die in wenigen Minuten absterben.

3. Allergotoxische Reaktionen: Die giftige gesundheitsschädigende Wirkung von Darmparasiten.

Darmparasiten bringen eine allergotoxische Belastung mit sich. Grund dafür ist das artfremde Eiweiß, die Fermente und Stoffwechsel - und Fäulnisprodukte der Darmparasiten selbst. Frau Dr. Fonk verweist in diesem Zusammenhang auf die wissenschaftlichen Arbeiten über Askariden von Dr. F. Flury, die 1912 publiziert wurden: „Zur Chemie und Toxikologie der Askariden". Nach der Lektüre dieser Arbeit sollten Diagnosen wie „psychosomatisch", „vegetativ" oder „funktionell" kritisch überprüft werden und grundsätzlich an erster Stelle eine Darmparasitose ausgeschlossen werden.

Abgesehen von den mechanischen Störungen (parasitärer Befall der Gallen-, Pankreas-, Gehörgänge, ferner der Vagina und weiblichen Harnblase und anderer Organe) haben Darmparasiten aufgrund ihrer Stoffwechsel- und Fäulnisprodukte eine Vielfalt unterschiedlichster allergotoxischer Eigenschaften, mit denen sie ihren Wirt nicht nur manipulieren, sondern auch Krankheitsstörungen aller Schweregrade verursachen.

Frau Dr. Fonk schreibt in Ihrem Buch, dass die organische Analyse der Askariden zur Hälfte Eiweiße ergab, wie Purinbasen, im Übrigen Fette, Lipoide, Kohlenhydrate, Glykogen und unterschiedliche Fermente, zu denen nach Flury auch Fett - und Ölsäuren und ganz

besonders ein Alkohol gehören, den Flury „Askaryl-Alkohol" benannt hat.
Dr. Flury konnte nachweisen, dass diese Substanzen nicht nur abdominelle Reiz- und Entzündungsprozesse, Hämolyse, Leukozytose, Gerinnungsstörungen auslösen, sondern auch zentrale Nervenstörungen zu Folge haben: „Halluzinationen, Chorea, Hysterie, Epilepsie, Tetanus, Krämpfe, Delirien, Geistesstörungen, Meningismus."
Dr. Flury konnte auch „Kapillargifte mit atropin- und koniinartiger Wirkung nachweisen, die zu sepsisähnlichen Zuständen und schweren Darmblutungen mit letalem Ausgang führten". Koniin ist ein giftiges Alkaloid, das periphere sensomotorische Lähmungen verursacht. Flury konnte nachweisen, dass diese Substanzen unterschiedlichste allergische Reaktionen bis hin zum anaphylaktischen Schock auslösen können.
„Mit biologischen, in erster Linie elektrophysikalischen Diagnoseverfahren, lässt sich immer wieder ein auffallender Zusammenhang zwischen einer Toxinbelastung und einer Darmparasitose beobachten. Eine Erklärung hierfür könnte sein, dass Darmparasiten nicht nur Mikroben sondern auch Toxine speichern können," so Frau Dr. Fonk.

4. Beziehung zwischen Darmparasiten und Rickettsien Infektionen.

Es wurde nachgewiesen, dass z. B. Makrofilarien in einer Endosymbiose mit Rickettsien leben. Die Filariose ist daher nur dann erfolgreich therapierbar, wenn außer Vermiziden zusätzlich eine konsequente Antibiose mit Tetryzyklin bzw. Doxycyclin gegen die endosymbiotischen Rickettsien durchgeführt wird.
Frau Dr. Fonk stellt in ihrem Buch die Frage, ob Darmparasitosen nicht auch Überträger von anderen Zoonosen sind. Als Orientierungsmaßstab galten in diesem Zusammenhang nach ihren eigenen Erfahrungen Patienten, bei denen nach einer Behandlung von Askariden z. B. eine Brucellose als Neuerkrankung auftrat. Sie stellt die These auf, dass Darmparasiten Transmitter für Krankheitserreger sein können. Sie begründet ihre These erstens mit ihren Praxiserfahrungen,

zweitens mit den Untersuchungen von Flury, der in Askariden große Mengen von Bakterien nachweisen konnte und schließlich mit der Arbeit von Horeauf A. et al, der in Filarien Endosymbionten - Rickettsien - nachgewiesen hat.
Mit Hilfe der IST- Diagnostik ist Fonk zu der Überzeugung gelangt, dass Zoonosen wie Toxoplasmose, Brucellose, Listeriose, Tularämie, Rickettsien, Borrelien nicht nur von Darmparasiten eingeschleust werden können, sondern auch in inniger Wechselbeziehung zueinander stehen können. Die Folge für den Patienten ist, dass diese Infektionen nicht erfolgreich therapierbar sind, wenn nicht die Darmparasiten behandelt werden.

5. Die Wichtigkeit der Diagnostik von Darmparasiten nach der spezifischen IST-´Methode von Dr. med. Ingrid Fonk als Weiterentwicklung der Elektroakupunktur nach Voll (EAV für chronische Infektionserkrankungen.

Übliche Laborverfahren zum Nachweis einer Darmparasitose sind in der Regel ohne pathologischen Befund. Stuhluntersuchungen fallen nur ausnahmsweise positiv aus. Blutuntersuchungen sind nur bei wenigen Parasiten angezeigt, weil Antikörper nur gegen einige wenige Parasiten überhaupt gebildet werden, - und das auch nur zeitbegrenzt. Das vielseitige Krankheitsbild einer Darmparasitose wird daher in der üblichen ärztlichen Praxis und Klinik in der Regel nicht erkannt. Darmparasitose-Patienten werden – wie die Erfahrung zeigt – an Psychotherapeuten oder psychosomatische Kliniken weitergeleitet.

Nach I. Fonk ist dem gegenüber das aussagefähigste Diagnoseverfahren, das unserer Medizin zur Verfügung steht, die IST- Diagnostik, eine Weiterentwicklung der von R. Voll in den 1950-er Jahren entwickelten Elektroakupunktur (EAV). Es war die fehlende diagnostische Reproduzierbarkeit, die eine wissenschaftliche Anerkennung der EAV verhindert hat. Mit Hilfe des von Frau Dr. Fonk in den 1980-er Jahren entwickelten Immunsystemischen Testaufbaus (IST) wurde dieses Problem gelöst. IST- Diagnostik ermöglicht die erforderliche und unverzichtbare reproduzierbare diagnostische Aussage.

Es handelt sich hierbei um ein elektrophysikalisches Diagnoseverfahren, das auch dann die Ursachen einer Erkrankung erfasst, wenn die immunologische Reaktionslage erschöpft ist, - wenn Labor und Klinik ohne verwertbaren bzw. pathologischen Befund sind. So wie das Mikroskop die Entdeckung der Mikrobenwelt erst ermöglichte, so bietet dieses elektrophysikalische Diagnoseverfahren den direkten Zugang zu den eigentlichen Zusammenhängen der Entstehung einer Krankheit. Auf der Basis der Biophysik erfasst die IST-Diagnostik bis in den kleinsten Zellverband hinein Störungen des Grundregulationssystems, das unseren Organismus von der Kopfhaut bis zur kleinen Zehe durchzieht. Das Grundregulationssystem (GRS) entscheidet über „gesund“ oder „krank“. Da sich mit Hilfe der IST-Diagnostik nicht nur pathologische Veränderungen des GRS, sondern auch seine Reaktion auf „Fremdstoffe“ wie Allergene, Toxine, Medikamente, Zahnwerkstoffe etc. abrufen lassen, sollte auf dieses Diagnoseverfahren in der ärztlichen Praxis welcher Fachrichtung auch immer nicht länger verzichtet werden. Hinzu kommt ein unschätzbarer Vorteil dieser Methode: Diagnosen lassen sich ohne jegliche Zeitverzögerung – sozusagen ad hoc – stellen und zwar unter Berücksichtigung des Gesamtorganismus.

Hierzu ein Gespräch mit einem deutschen Infektiologen. (Der Interviewgeber möchte aus persönlichen Gründen nicht genannt werden)

T.:
Wollen oder können Ärzte heutzutage Chronische Infektionen und Darmparasitose nicht sehen und nicht behandeln?

XX:
E fehlt vor allem an einer guten Ausbildung. In einem halben Jahr Fachunterricht im Studium ist einfach zu wenig Zeit vorhanden, um die Mikrobiologie richtig zu vermitteln.

Die Schwerpunkte der Ausbildung liegen aktuell in anderen Bereichen.

T.:
Wenn sie bei einem Patienten Rickettsien nachgewiesen haben, wie geht es weiter?

XX:
Es geht darum, den Patienten individuell ganzheitlich zu untersuchen und zu behandeln. Insbesondere ist eine Unterstützung der Körpereigenen Abwehrkräfte wichtig, sowie auch eine Reduktion immunbelastender Faktoren. Zum Beispiel tragen 30 bis 40% aller Erwachsenen mehr oder minder unbemerkt Parasiten mit sich.
Die Ursache vieler Infektionen sind zum Beispiel Bandwürmer, die unter anderem Rickettsien Infektionen verursachen können. Was weitere Parasiten wie Askariden verursachen, ist noch wenig erforscht.

T.:
Was halten sie von der These dass Borreliose auch durch Würmer verbreitet werden kann?

XX:
Ich kenne keinen eindeutigen Beweis dieser These, aber es erscheint nach allem, was wir wissen, möglich. Deshalb sollte man Borreliose Patienten auch immer auf Darmparasiten untersuchen und diese erst behandeln. Dabei haben wir mit den üblichen chemischen Antiparasitika gute Erfolge. Meistens sprechen diese gut an, manchmal muss aber die Kur zwei bis dreimal wiederholt werden.

T.:
Welche Krankheiten oder Beschwerden können Darmparasiten auslösen?

XX:
Allgemein können Darmparasiten eine ganze Bandbreite von immunologischen Reaktionen wie zum Beispiel allergische Reaktionen, darunter Juckreiz, Augenreizung, Nasen-Laufen, aber auch ein verändertes Blutbild hervorrufen, das sich durch einen erhöhten Immunoglobulin E -Spiegel und Eosinophilie ausweist. Oft ist auch

der HNO- Bereich stark verwurmt, was zu chronischen Nebenhöhlenentzündungen oder Halsentzündungen führen kann.

T.:
Was ist in Bezug auf das Nervensystem zu sagen?

XX:
Da habe ich wenig Erkenntnisse, ich sehe häufig Panikattacken und Angstzustände bei Patienten mit Amöbenbefall, aber auch psychische sowie neurologische Veränderungen bei der Belastung des Nervensystems mit Toxoplasmose.
Oft ist aber vor allem die Muskulatur betroffen, die Parasiten siedeln sich vor allem in den Muskeln der Oberschenkel und Arme ein. Entzündungsreaktionen im Muskel führen zu akuten und chronischen Muskel-, Gelenk- und allgemeinen rheumatischen Beschwerden. Die große Spannweite der Symptome macht die Diagnose so schwierig. Patienten mit Parasitosen wandern oft von einem Arzt zum Anderen, häufig sind es Orthopäden, HNO Ärzte, Hautärzte, die zu jeweils einem Symptom gefragt werden. Der Hausarzt, der den ganzen Patienten in Blick hat, kann bei der Parasitose manchmal die Diagnose auf einen Blick stellen. Schwierig ist jedoch eine dauerhafte Behandlung der Parasitose trotzdem.

T.:
Was ist das Besondere an den Amöben?

XX:
Die Amöben entziehen sich großteils dem therapeutischen Zugriff. Metronidazol dezimiert zwar die Amöben und drängt sie zurück, mit Antibiotika lassen sich Amöben aber nicht letztendlich bekämpfen. Einzige Alternative ist die Gabe von Nosoden, einem homöopathischen (isopatischen) Arzneimittel. Die Amöben bleiben aber immer im Körper, was sich zum Beispiel durch Nesselsucht äußern kann, außer Immunoglobulin E- Überschuss können sie Allergien, Schlafstörungen und Herzrhythmusstörungen auslösen.

T.:
Wo beginnen Sie bei Ihren Patienten mit der Untersuchung?

XX:
Das ist ganz verschieden. Bei jedem Patienten muss man den Hebel anders ansetzen; bei einem besonders energetisch geschwächten Immunsystem ist es schwer. Zunächst muss das Immunsystem unterstützt und gestärkt werden.

T.:
Rickettsien entziehen sich im Körper auch der Wirkung von Antibiotika, wie ist das Verhältnis zwischen Infektionen und Darmparasiten? Gibt es Zusammenhänge mit Krebsfällen?

XX:
Es besteht nach meiner Meinung ein Zusammenhang. Gerade bei Rickettsien und Chlamydien Infektion steht die Diagnose Tumor oft am Ende eines langen Leidensprozesses. Das lässt sich durch therapeutische Maßnahmen einschränken. Eine Kausalkette Infektion-Darmparasiten Krebs ist meines Erachtens vorhanden. Ich habe in der Praxis häufig festgestellt, dass Patienten mit chronischen Infektionen schließlich an Krebs erkrankt sind.

T.:
Wie infiziert man sich mit Darmparasiten?

XX:
Hauptinfektionsquelle sind sicher rohe Lebensmittel wie Fleisch und Fisch, aber auch Ungekochtes, Salat, Obst und rohe Gemüse. Man kann nur raten, möglichst wenige Nahrungsmittel roh aufzunehmen.

T.:
Das widerspricht aber unseren Ernährungsgewohnheiten, da wir ja frisches Obst und Salate besonders schätzen.

XX:
Auch rohes Obst ist nicht gleich rohem Obst. Wichtig erscheint zum Beispiel die Frage, ob dieses mit tierischen Fäkalien gedüngt wird.

T.:
Wie ist es mit Bio-Nahrungsmitteln?

XX:
Bio Nahrungsmittel sind in der Regel hochwertiger. Aber in Zusammenhang mit Parasitosen macht es erstmal keinen Unterschied. Wer sich biologisch ernährt ist zwar wahrscheinlich grundsätzlich gesünder, aber nicht gegen Darmparasiten geschützt.

T.:
Welchen Rat geben Sie dem Leser unseres Buches?

XX:
Parasitenbefall muss immer behandelt werden. Sonst kostet das dem Körper zu viel Energie. Dann fehlt dem Immunsystem die Kraft für den Kampf mit den Borrelien und Rickettsien etc.

Parasiten entwerten zudem die aufgenommene Nahrung, indem sie Mineralstoffe und andere Spurenelemente „stehlen", die sie zur eigenen Ernährung und Reproduktion brauchen. Beim Patienten führt das zu einer Blutarmut auch bei gutem Ernährungsstatus.

Jeder Infektionspatient sollte sich deshalb auf Parasitenbefall untersuchen lassen.

T.:
Wie kann man Parasiten diagnostizieren?

XX:
Die herkömmliche Stuhldiagnostik wird häufig nicht ausreichend durchgeführt. Selten werden Amöben nachgewiesen. Auch bei negativem Testbefund gilt eine Parasitose nicht immer als ausgeschlossen.

Das macht die Situation für die Betroffenen sehr schwer, es gibt bisher nur die IST Methode nach Dr. Fonk. Das Differentialblutbild und die Immunglobulinwerte sind eine zusätzliche Diagnosehilfe in Bezug auf Darmparasiten. Hohe Globulinwerte können als Hinweis auf den Befall von Parasiten gewertet werden.

T.:
Das IST - Verfahren wird als unwissenschaftlich abgelehnt.

XX:
Wir versuchen gerade, die Methode von Frau Dr. Fonk weiter zu etablieren. Ich selber verfolge diesen Ansatz in der Zahnmedizin weiter. Gerade bei Patienten mit chronischen Infekten liegt das Problem der fehlenden Heilung an für den Körper unüberwindbaren Problemen im Zahnbereich durch versteckte Entzündungen und Materialunverträglichkeiten.

Das Problem ist, dass „feine" Methoden in der Diagnostik fehlen. Vermutlich kann bei den offiziellen Methoden nur jeder fünfzigste befallene Patient mittels Stuhl- und Blutdiagnostik als solcher erkannt werden.
Diese ist aber nur die Spitze des Eisberges. In Wahrheit ist die Dunkelziffer enorm. Oft sind die Proben für Testreihen einfach nicht frisch genug! Jenseits einer Dauer von ½ Stunde bei der Stuhldiagnostik geht oft nichts mehr!

T.:
Was geschieht mit Patienten ohne Parasitennachweis?

XX:
Eigentlich kann man nichts tun. Man kann nämlich nicht einfach auf Verdacht vorbeugend gegen Parasiten vorgehen, das lässt sich medizinisch nicht vertreten.

T.:
Tests wie der nach Rickettsien von Dr. Jadin und der IST von Dr. Fonk sind also die Ausnahmen?

XX:
Parasiten lassen sich durch positive Tests nachweisen. Ihr nicht - vorhanden - sein ist aber nie ganz sicher festzustellen.
Zunächst muss bei vielen Medizinern ein Sinneswandel stattfinden. Man fügt vielen Patienten Unrecht zu, wenn man versucht, mittels Labordiagnostik eine Krankheit auszuschließen. Ein Laborwert ist nur dann aussagekräftig, wenn er positiv, d.h. krankhaft ist. Ein un-

auffälliges, normales Laborergebnis kann eine Infektion nie ausschließen. Es gibt meines Erachtens viele Fälle sogenannter seronegativer Infektionsfälle bei denen die Veränderungen im Körper unterhalb einer im Labor messbaren Schwelle bleiben.

T.:
Was kann der einzelne Patient tun, um sich gegenüber Kassen und gegen die vorherrschende Meinung der Ärzte durchzusetzen?

XX:
Das ist für den Einzelnen fast unmöglich. Das geht nur mit Hilfe von Vereinen und Gruppen wie zum Beispiel der VBCI e.V.

T.:
Wie schätzen sie die Erfolgsaussichten einer Beschwerde bei der EU Kommission für Menschenrechte ein, die jetzt vom VBCI e.V. initiiert wird?

XX:
Diese ist auf jeden Fall unterstützenswert. Durch die medizinische Praxis wird das Leiden von Patienten oft ignoriert. Durch diese Ablehnung kann die Lage des Patienten oft noch verschlechtert werden.

T.:
Können Patienten dadurch in die Psychiatrie landen?

XX:
Leider muss ich zum jetzigen Zeitpunkt die Frage mit einem klaren Ja beantworten.

6. Krebs eine Infektionskrankheit! Die offene Frage: Können Infektionen wie Borreliose, Rickettsien Infektionen und Darm-Parasiten Krebs verursachen?

Rickettsien haben die Größe von kleinen Bakterien oder von großen Viren und sind kleiner als Granulozyten. Sie dringen in die Granulozyten ein, leben dort und verhalten sich wie Parasiten. Dadurch können die Granulozyten nicht mehr ihrer ursprünglichen Aufgabe nachkommen und phagozitieren, (das heißt sie „fressen" Parasiten). Somit überbelasten zwei Gruppen von Infektionskrankheiten das Immunsystem: Die Parasiten und die Rickettsien. Das Immunsystem ist durch die multiplen Infektionen überbelastet. Währenddessen spielen die auch häufig gleichzeitig auftretenden Borrelien sozusagen Schach, verkleiden sich, täuschen das Immunsystem, bilden sogenannte Blebs. Das Immunsystem kann schließlich nicht mehr Freund und Feind unterscheiden, bekämpft körpereigene gute Substanzen und lässt „Feinde", wie Borreliose und Rickettsien ungeschoren davon kommen. Das ist der Beginn einer Autoimmunerkrankung, die in Krebs entarten kann.
Immer mehr wissenschaftliche Untersuchungen beweisen, dass damit der Weg für weitere Entartung von Zellen geebnet ist. Diese Tatsache wird heute noch von der Schulmedizin ignoriert. In Zusammenhang mit dieser oben erwähnten Tatsache steht auch die so genannte Mikrobenforschung, die in den 50er Jahren initiiert und später nach anfänglich sensationellen Erfolgen nicht mehr weiter geführt wurde.

Grund für diese Zurückhaltung der Schulmedizin war, dass **die Mikrobenforschung den Nachweis erbracht hatte, dass Mikroben Krebs verursachen können.**

Zur weiteren Erklärung wird die Entwicklung der Mikrobenforschung skizziert:
Während seiner Tätigkeit als Hautarzt stieß Allan Cantwell bei Entzündungen des Unterhautfettgewebes unerwartet auf „Mykobakterien" (die man zwischen Virus und Bakterium einordnen kann), wie man sie üblicherweise bei Tuberkulose nachweist. Als Testobjekt

untersuchte er Hautproben von Sklerodermie Patienten, bei denen theoretisch keine Mykobakterien feststellbar sein sollten. Dieser Test ermöglichte ihm überraschenderweise in den Hautproben ebenfalls Mykobakterien zu finden. Kurze Zeit später stieß Cantwell zufällig auf die Forschungen von Virginia Livingston, die bereits in den 1940er Jahren Mykobakterien bei Sklerodermie nachgewiesen hatte.

Als sie diese Mykobakterien Versuchstieren einspritze, war sie überrascht, als diese nicht nur sklerodermieartige Symptome entwickelten, sondern auch an Krebs erkrankten. Über diesen Umweg entdeckte sie Mykobakterien in menschlichem Krebsgewebe. Diese Mykobakterien, die sie „Progenitor cryptocytes" nannte, scheinen identisch mit Reichs T-Bazillen (also „T-Bakterien") zu sein. Übrigens betrachtete Reich die Tuberkulose als eine durch Mykobakterien hervorgerufene Infektionskrankheit.

Cantwell weist in diesem Zusammenhang auf Forschungsberichte von 1928 hin, die besagten, dass zwischen den „Erregern" von Tuberkulose und Krebs eine enge Beziehung besteht.
In den 1970er Jahren entdeckte Livingston, dass die Krebsmikrobe das Hormon Choriogenadotropin ausstößt, das es vor dem Immunsystem des Organismus schützt. Die Krebsmikrobe sei in jeder Zelle vorhanden, auch im Spermium und würde dort verhindern, dass das fremde Gewebe vom weiblichen Körper abgestoßen wird. Dergestalt ist die Krebsmikrobe unverzichtbarer Bestandteil des Lebensprozesses. Nur eine Schädigung der Zelle wendet diese Schutzfunktion gegen den Organismus und führt zu Krebswucherungen und anderen Krankheiten, z. B. Sklerodermie.
In der Krebsmikrobe sind so Leben und Tod untrennbar miteinander verknüpft. Sie kann weder chirurgisch, noch durch Strahlung, Antibiotika oder durch Chemotherapie beseitigt werden: Sie ist unzerstörbar. Erst diese Erkenntnis ermöglicht eine rationale Therapie des Krebses und der anderen hier erwähnten Krankheiten. Diese Aspekte der Arbeit Livingstons und ihres Schülers Cantwell erinnert an Reichs Gedanken über die Rolle der T-Bazillen in der menschlichen Vererbung.

Bei der Krebsmikrobe handelt es sich um eine, ihre Gestalt ständig verändernde, „pleomorphische“ Mikrobe, die virus-, granulat-, bakteriums-, hefe-, fungus-, und parasitenartig oder als großes „Russelsches Körperchen“ auftreten kann.

An dieser Stelle wird die Verbindung von Cantwells wissenschaftlicher Entwicklung zu Reichs Bion- und Krebsforschung noch offensichtlicher: Beide wenden sich gegen das biologische Grunddogma, dass erstens jede Zelle nur aus einer anderen Zelle hervorgehen kann; und dass zweitens jede Zelle nur aus einer Zelle entstehen kann, die mit ihr identisch ist. Ein weiteres Dogma ist, dass jede Infektionskrankheit auf eine jeweils spezifische Mikrobe zurückgeht. Doch die Mykobakterien, die Cantwell u.a. bei Sklerodermie, Lupus, Sarkoidose, AIDS und Krebs fand, waren praktisch identisch und traten zudem nicht nur in krankem, sondern auch in gesundem Gewebe auf - wie Reichs T-Bazilli.

Die übrigen Mikrobiologen verneinen die Möglichkeit eines Pleomorphismus, der ihr künstliches Einteilungssystem, mitsamt der sauberen Trennung in Virologie und Bakteriologie und damit ihre Sicherheit als mechanistische Wissenschaftler untergraben würde, obwohl er alltägliches Beobachtungsgut der Mikroskopie ist. Cantwell ist seit den 1960er Jahren mit genau dem gleichen Problem konfrontiert gewesen, wie Reich vor ihm: „Die „Wissenschaftler“ weigern sich, ins Mikroskop zu schauen und verweisen stattdessen auf ihre „Heiligen Schriften“. Da die Ärzte nichts vom Lebenszyklus pleomorphischer Bakterien wissen wollen, stehen sie mit ihren Klassifikationen Krebs, Sklerodermie, AIDS und anderen immunologischen Krankheiten hilflos gegenüber, die ihnen buchstäblich zwischen den Fingern hindurchgleiten.“

Die Karrieren von Livingston und Dutzender anderer Forscher der Krebsmikrobe, wurden durch das medizinische Establishment zerstört. Cantwell äußert sich dazu: „Während die biomedizinische Welt begierig der Entdeckung eines ätiologischen Krebs-Agens entgegensieht und während Krebs - Wissenschaftler dringend um mehr Forschungsgelder werben , wird von einem Jahrhundert Erforschung der Krebsmikrobe weiterhin keine Notiz genommen. Es ist voller Ironie, wenn man sieht, dass das wirkliche Dogma der orthodoxen medizinischen Wissenschaft lautet:

„SUCHE, ABER FINDE NICHT!“

Wie das Beispiel Cantwells zeigt, gibt es in der medizinischen Welt verschiedene Theorien in Bezug auf den infektiösen Ursprung von Krebs. Obwohl die Medizin sich damit nicht anfreunden will, hat die These, Krebs sei eine Infektionskrankheit, die u.a. auch durch Parasiten sowie auch durch andere Erreger verursacht wird, in den letzten Jahren zunehmend an Wichtigkeit gewonnen. Ob Ärzte sich damit befassen und ihr Wissen an Patienten weitergeben, hängt von Ihrem persönlichen Interesse und von der Reichweite des eigenen Horizonts ab.

Prof. Günther Enderlein konnte als erster mit Hilfe der Dunkelfeldmikroskopie von Lebendblut Blutparasiten am Mikroskop nachweisen. Allerdings war er nicht in der Lage, den Nachweis zu erbringen, dass es sich bei den im Blut beobachteten, vom gesunden Blut abweichenden Formen, um Parasiten handelte, da er noch nicht über ein Verfahren verfügte, das Blut technisch zu präparieren.
Genau dieses Verfahren entwickelte Dr. Alfons Weber. Er erkannte, dass Parasiten nicht leicht nachzuweisen waren, da diese sich nur intrazellulär zu höheren Entwicklungsstadien (Gameten) entwickeln und damit für normale Verfahren unsichtbar waren. Das Blut wurde von Dr. Weber so vorbereitet, dass die Erreger aus der Zelle herauskamen und die Parasiten sichtbar wurden und sich bewegten.
Das gelang ihm mit Hilfe eines auf Erhitzung basierenden Verfahrens.

Nach der Trocknung mit 180 Grad C. eines Bluttropfens auf einem Objektträger wurde eine sterile Flüssigkeit angebracht, damit Parasiten beweglich werden konnten. Danach wurde eine Dunkelfeldmikroskopie- Untersuchung mit Ölimmersion durchgeführt.
Was Dr. Weber danach sah, war ein reges Leben in den toten Blutzellen mit Parasiten, die sich in alle Richtungen bewegten.
Er konnte somit den Nachweis erbringen, dass Krebs und Parasiten in einem direkten Zusammenhang standen.

„In Geweben von befallenen Tieren lassen sich regelmäßig Protozoen nachweisen, „so aus den Schriften von Dr. Alfons Weber. Er beschrieb die Zusammenhänge zwischen Viren und Mikroben wie folgt: „Sie sehen nicht nur so aus, es sind die Krebserreger.“

Er bemerkte eine große Ähnlichkeit zwischen den CA- Parasiten (virengroße Protozoen/Krebsprotozoen) mit den Malaria Plasmodien und fragte sich zunächst, ob Malaria Medikamente nicht auch gegen CA- Plasmodien wirksam sein könnten. Er therapierte sich zunächst im Selbstversuch. Als er sicher war auf dem richtigen Weg zu sein, begann Dr. Weber im Jahre 1968 seine Patienten mit einem Antimalariamittel zu behandeln. Alfons Weber betonte immer, dass die Krebsentstehung sich auf zwei Komponenten begründe: Zum Einen auf krankmachende invasive Mikroben (Protozoen) und zum Anderen auf von Mikroben infizierte Stammzellen.

Die Schulmedizin hatte Dr. Weber zuerst als Verrückten abgestempelt und erst nach langen Kämpfen völlig rehabilitiert, als er seine Approbation als Arzt zurückerhielt.
Dr. Weber hatte in seinen Aufsätzen immer wieder betont, „dass Krebszellen nichts als infizierte Stammzellen (MGZ)“ seien, dass „deshalb jeder therapeutische Eingriff (Gift, Strahlung) sich nachteilig auf die Abwehrzellen des Patienten auswirken müsse“. „Der Feind mit seinen toxischen Fermenten“ sei „die infizierte Mikrobe, die man anstatt der infizierten Zelle bekämpfen“ sollte.

Aber nicht nur er war dieser Meinung. Dr. Ingrid Fonk beschreibt in Ihrem Buch, dass der dänische Pathologe Johannes Fibiger bereits 1913 nachgewiesen hat, dass Würmer Krebs erzeugen können. Er konnte in der so genannten Fibiger- Studie, die er an Ratten in einer Zuckerfabrik durchführte, die sich hauptsächlich *von* Schaben ernährten, den

Krebsnachweis erbringen. Er konnte das Wachstum von Trichinenähnlichen Wurmlarven zu Würmern *nachweisen*. Die in den Schaben vorhandenen Wurmlarven entwickelten sich in der Magenschleimhaut der Ratten zu Würmern und erzeugten dann Magenkrebs. Für diese Arbeit erhielt Fibiger 1926 den Nobelpreis, der allerdings später kontrovers diskutiert wurde. Dennoch setzte Fibigers Studie damals ein bahnbrechendes Zeichen in der Krebsforschung. Seine Arbeit wurde letztendlich durch spätere Studien bestätigt, die die Kanzerogenität verschiedener Viren und Bakterien wie z.B. Helicobacter pylori und von Parasiten nachweisen konnten.

Schließlich hat, wie von Frau Dr. Fonk beschrieben, die Internationale Agentur für Krebsforschung (IACR) in Lyon Helicobacter Pylori und Trematoden als sehr wichtige krebserzeugende biologische Agenten mit höchster Gefahrenstufe benannt. Schistosoma Haematobium ist laut Fonk verantwortlich für urogenitale Krebsarten, während die Leberegel Clonorchis Sinensis Leberkrebsarten verursachen können.

I. Fonk verweist ferner auf Publikationen, die darstellen, dass die Neuro-Zystizerkose für die Entstehung von Hirntumoren und auch von Blutkrebs eine entscheidende Rolle spielen kann.

Dr. I. Fonk beklagt in ihrem Buch, dass trotz dieser bereits bekannten Fakten Onkologen und andere Krebs behandelnde Ärzte nicht bereit sind, sich mit der Entstehung von Krebs durch Chronische Infektionserkrankungen und Darmparasitosen auseinanderzusetzen, - sehr zum Nachteil der betroffenen Patienten. Ein Grund hierfür dürfte ganz sicher auch an der Tatsache liegen, dass universitär anerkannte Diagnoseverfahren, die derartige ätiologischen Zusammenhänge unproblematisch erfassen, nicht zur Verfügung stehen.

Am Ende wird hier der berühmte Krebsforscher Pekar erwähnt, der mit seiner Elektro-Tumor-Therapie eine hundertprozentige Erfolgsrate bei der Behandlung von Malignen Melanomen, beim Mamma- und Prostatakarzinomen ohne operative Eingriffe erreichen kann. Dr. Pekar hat in den von ihm untersuchten Tumorgeweben jeweils Tausende von Einzellern (Protozoen), gefunden. Zu den Protozoen gehören auch Trichomonaden, Malaria Erreger, Amöben. Erwähnenswert ist die Tatsache, dass der bekannte Arzt Dr. Julius Hellenthal mehrfach veröffentlicht hat, dass die überwiegende Zahl der bösartigen Tumore durch Bakterien, Viren, Pilze und Einzeller (z.B. Helikobakter Pylori für Magenkarzinom) verursacht sind.

Er empfiehlt sogar eine tumorverhindernde Therapie und tumorbehandelnde Therapien mit Clont (Metronidazol) 0,25 2x1, Trimethorpim 160 mg, Sulfamethocazol 800 mg jeweils 2mal für insgesamt 8-10Tage in Kombination mit der von Dr. Pekar erfundenen Elektro-Therapie.

Die von Dr. Hellenthal empfohlene Elektro-Therapie nach Pekar basiert auf folgenden Prinzipien: Jeder einzelne Tumor hat ein charakteristisches Antigen, d. h. eine krankmachende Ursache, daher benötigt jeder auch ein eigenes Therapiekonzept. Die Schwachstelle jeder Krebserkrankung ist ihr schwaches elektrisches Potential. Mittels bio-elektrischem Schwachstrom kann man das Potential der Tumorart erhöhen. Damit ändert sich ihr Zellstoffwechsel, das Immunsystem wird somit in die Lage versetzt die Krankheit zu erkennen und die Immunabwehr in die Wege zu leiten.
„Welches ist das bestgehütete Geheimnis in der Medizin?“, so Dr. Julius Hellenthal: „Krebs ist kein Rätsel. Bedauerlich, dass dem Patienten von der Medizin verschwiegen wird, dass sein Tumor nicht der Krebs ist, auch kein Anfang, sondern das Endstadium einer jahrelangen, leisen, stillen Erkrankung (die eine jede Abwehr unterlaufende, kryptogene, Chronische Infektion ist). Wenn also ein Chirurg den Tumor auch mit größtem Können entfernt, vernachlässigt er die Ursachen und dies schlägt früher oder später zurück. Der so behandelte Patient weiß nicht, dass nur eine Scheinheilung zustande gekommen ist und er weiter Krebskranker ist.

Ein biologisch - mikroskopischer Faktor ist für die Medizin TABU – und somit weiter ein Rätsel mit nur aufgewendeter Symptombehandlung. Dies ist derzeit der krebstherapeutische Rahmen.“

Zusammenfassend ist festzustellen, dass die beste Krebsvorsorge die Behandlung von bestehenden Infektionen ist. Sollte aber Krebs ausbrechen, muss sich der Patient auf die Suche nach der Wahrheit begeben und selbst tätig werden. Es gibt in Deutschland kaum Ärzte, die sich ernsthaft mit diesen Theorien auseinandersetzen. Der VBCI e.V. steht deshalb für Informationen und Ratschläge gerne zur Verfügung.

VI. IPT – Das Insulinpotenzierte Therapieverfahren als Perspektive für ein schonendes Therapieverfahren gegen Borreliose, gegen Rickettsien Infektionen und gegen Krebs.

Das IPT Verfahren ist ein von Dr. med. Donato Perez Garcia entwickeltes Verfahren, das heute für verschiedene Krankheitsbilder angewandt wird. IPT, das als Therapie gegen die chronische Krankheit Syphilis entstanden ist, hat sich als wunderbares Therapieverfahren auch gegen Krebs und natürlich auch gegen Borreliose und andere Infektionen erwiesen. Es handelt sich um ein Verfahren, das in sehr geringer Dosierung Antibiotika und Antikrebsmittel verwendet unter Zuhilfenahme von Insulin. Während die Chemotherapie starke Nebenwirkungen für den Patienten mit sich bringt weil sie sowohl gute als auch schlechte Zellen tötet, und mit dem zusätzlichen Risiko behaftet ist, eine Resistenz der Krebszellen zu erzeugen, hat das IPT Verfahren keine Nebenwirkungen. Das hat zwei Gründe: Es werden sehr wenige Antikrebsmittel oder wenige Antibiotika dem Körper zugeführt. Die eingeführten Mittel werden wegen der Insulinwirkung hauptsächlich zu den Krebszellen oder zu den Zellen, die Träger von Infektionen sind, geleitet. Dem Patienten geht es sofort besser, er hat wieder Kraft. Die Krebskrankheit oder die Infektionskrankheit kann rückgängig gemacht werden. Eine sehr wichtige Rolle spielt dabei die für die Zelle aufbauende, ernährende Wirkung von Insulin. Eine Gewöhnung der Krebszelle oder der entzündeten Zelle findet nicht sofort statt, wie bei den normalen Therapien. Außerdem können bei diesem Verfahren auch naturheilkundliche Medikamente zusätzlich zu den Antiparasitika, Antibiotika und Antikrebsmitteln benutzt werden.

Bei Borreliose Patienten und bei vielen Chronischen Infektionskrankheiten ist es möglich, durch das Verfahren die Antibiotikakombination gezielt in die Zelle zu leiten. Somit erhöht man die Effektivität und Wirkung der Therapie mit einer Minimierung der Nebenwirkungen im Immunsystem und einer gleichzeitigen Schonung des Darmes. Daher kann schon während der Behandlung mit einer Milieuumkehr im Sinne der naturheilkundlichen Medizin begonnen werden. Die IPT Behandlung rüttelt außerdem das Hormonsystem wach, speziell die Produktion von Adrenalin wird provoziert, das ein sehr potentes „Gesundheitshormon“ ist. Das Verfahren an sich ist also sehr gesundheitsfördernd.

Was den theoretischen Aufbau des IPT Verfahrens anbelangt, wird hier kurz geschildert, wie und warum das IPT Verfahren in einen gestörten Zellstoffwechsel eingreift und mittels Insulin kranke Zellen selektiv erreichen kann.
Wie der IPT Arzt Dr. med. Hartmut Baltin darstellt, ist bei Infektionskrankheiten die Sauerstoffverwertung in der Zelle gestört.

Eine Verwertung von Sauerstoff ist nicht möglich, weil die Zelle dazu nicht in der Lage ist. Wie auch Dr. Cecile Jadin in Ihren Arbeiten hervorhebt, ist der Stoffwechsel von Sauerstoff durch die Erreger, z. B. Rickettsien, gestört. Dr. Jadin beschreibt in diesem Zusammenhang, dass CFS durch einen Sauerstoffmangel in der Zelle verursacht wird. Erreger können nämlich den Energiefluss zu den Organen lähmen und verursachen Sauerstoffmangel in der Zelle. Dadurch erstickt die Zelle und das Erschöpfungsgefühl entsteht.

Sowohl Infektionspatienten als auch Krebs Patienten weisen ein Mitochondrien Problem auf. Mitochondrien sind die Energiekraftwerke der Zelle. Diese sind sowohl bei Chronisch Infizierten Patienten als auch bei Krebs Patienten sehr stark reduziert und kleiner. Die kranke Zelle hat weniger Mitochondrien als auch eine gesunde Zelle und diese arbeiten nicht wirkungsvoll. Diese sind nicht in der Lage, mit Hilfe von Sauerstoff, die nötige Energie bereitzustellen.

Während der Sauerstoff Stoffwechsel aufgrund der Krankheit nicht möglich ist, findet als Notlösung für den Körper eine Glukoseverwertung statt, weil wegen des gestörten Sauerstoff Stoffwechsels auch die Glukoseverwertung gestört ist. Dadurch würde der Blutzuckerspiegel steigen – um das zu verhindern, wechselt die Zelle in einen archaischen Stoffwechsel – wie ihn die allerersten Einzeller hatten, dass nämlich die Energie für die Zelle allein aus Glukose hergestellt wird, ohne den Sauerstoff (durch Vergärung).

Für diesen Stoffwechselweg benötigt die Zelle allerdings 20 bis 30 mal mehr Glukose, um eine entsprechende Menge an ATP (das ist das Endprodukt der Energieproduktion) herzustellen. Das heißt ein Glukosestoffwechsel wird vom Körper als Notlösung in Anspruch genommen. Dabei spielt Adrenalin eine große Rolle.
Der Zusammenhang zwischen den Zustand der infizierten Zelle und den Zustand einer an Krebs erkrankten Zelle lässt sich also wie folgt darstellen:

Wie auch Dr. Baltin hervorhebt, hatte der Physiologe und Chemiker Otto Warburg bereits erkannt, dass Krebszellen ohne Sauerstoff auskommen und einen erhöhten Zuckerumsatz haben. Dadurch und aus dem oben genannten Sachverhalt versteht sich, dass eine Krebs Erkrankung durch einen überhandnehmenden Vergärungsstoffwechsel in der Zelle bedingt wird. Zucker wird in der Zelle vergoren, weil die Zelle, wie oben beschrieben, nicht in der Lage ist, Sauerstoff zu verwenden. Das ist der Übergang zum archaischen Stoffwechsel, wie es im Buch von Heinrich Kremer „Krebs und Aids Medizin" beschrieben wird.
Das Grundkonzept von IPT ist genau auf diesem Gedanken aufgebaut: Da die erkrankten Zellen mehr Insulinrezeptoren aufweisen als gesunde Zellen, brauchen diese mehr Zucker und können dadurch von Glukose selektiv besser erreicht werden.

Also basiert IPT auf der Erkenntnis, dass bei Chronischen Infektionspatienten und bei Krebs Patienten ein gestörter Zucker- und Sauerstoff Stoffwechsel vorhanden ist, und, dass Insulin in diesen Mechanismus eingreifen kann, um die notwendigen Medikamente in die Zelle hineinzutransportieren.
Das IPT Verfahren ist aus Gründen, die der Leser sich vielleicht vorstellen kann, von der Schulmedizin nicht anerkannt, „obwohl viele private Kassen in letzter Zeit die Kosten bei Krebs, aber auch bei Borreliose Behandlungen übernehmen," so Frau Dr. Petricevic-Riedl. Da die Vorbereitung und jede Therapiesitzung für den Arzt sehr arbeitsintensiv ist, ist dieses Verfahren für den einzelnen Patienten relativ teuer. Gesetzliche Kassen erstatten die Kosten für diese Therapie nicht.

1. Zur Geschichte des IPT Verfahrens

Dr. med. Donato Perez Garcia (1896-1971) war Forscher und Militärarzt. Als solcher hatte er sehr mit Syphilis zu kämpfen, die ein medizinisches Hauptproblem der damaligen Zeit war. Im fortgeschrittenen Stadium dieser Krankheit ist es möglich, dass die Syphilis Erreger sich in diversen Geweben einnisten. Damals kannte man noch keine Antibiotika. Das einzige zur Verfügung stehende Mittel war Salvarsan, eine hochproblematische, weil giftige Quecksilberverbindung. Wenn Dr. med. Garcia Salvarsan dem Patienten verabreichte, gelang es nur in einigen Fällen die feindlichen Bakterien vernichten. Und selbst mit einem so starken Mittel wie Salvarsan konnte er doch nicht alle Bakterien erreichen.
Bei fortgeschrittenen Fällen war es ihm nicht möglich, an die Bakterien ranzukommen, so dass sich diese wieder vermehren konnten. Die Krankheit bestand weiterhin, trotz Salvarsan.

Im Jahre 1920 wurde das Insulin erfunden und die ganze Welt war begeistert. Dr. Garcia selbst hatte Durchfälle und Probleme mit dem Darm, er konnte keine Nahrung im Magen behalten. Um den Unterernährungszustand aufgrund einer Malabsorption von Nährstoffen aufzuheben machte er einen Eigenversuch: Er spritzte sich eine kleine Dosis Insulin in die Bauchhaut. Da er kurz danach Hunger bekam, in der Folge ohne Komplikationen essen konnte und schließlich auch zunahm, sagte er sich: Wenn Insulin Nahrung in die Zelle transportiert, warum nicht auch Medikamente? Dr. Garcia suchte nach weitergehenden Lösungen und überprüfte die Eigenschaften von Insulin bei sich selbst. Er benutzte das damals seit kurzer Zeit entdeckte Medikament Insulin, um sich selbst zu helfen. Mit Hilfe von Insulin gelang es ihm schließlich, gesund zu werden. Er entdeckte so eine Methode, Insulin für andere Krankheiten außer der Zuckerkrankheit einzusetzen. Er verwendete Insulin dabei als Schlüssel, um die Zelle zu öffnen. Er konnte dadurch Medikamente wie Salvarsan viel geringer dosieren und zugleich gelangte das Mittel nun überall dorthin, wo es vorher nicht hin konnte. Die entzündliche Zelle und die Krebszelle weisen nämlich eine erhöhte Anzahl von Insulinrezeptoren auf.

„Damals gab es eine ganz schlimme Form von Kinderlähmung, so verbreitet wie Grippe jetzt. Dr. Garcia hat damals auch die schulmedizinischen Mittel verabreicht in ganz kleiner Dosis, nachdem er die Patienten unterzuckert hatte und dadurch solche Kinder geheilt. Bei unseren Fortbildungen wird ein Film gezeigt über dieses erste Kind mit Poliomyelitis, das Fieber und Krämpfe gehabt hat und sich einige Jahre später ganz normal entwickelt hat, ohne die Folgen der Kinderlähmung. Dr. Garcia hat dann bei weiteren Infektionen immer das gleiche Verfahren angewendet: Zunächst den Blutzuckerspiegel mit kleinen Dosen von Insulin gesenkt, dann die bekannten Mittel in Kleindosen verabreicht und damit Erfolg gehabt," sagt Frau Dr. Petricevic-Riedl.

Das waren die Anfänge des IPT Verfahrens. Dr. Garcias Familie entwickelte diese von ihm begründete Methode weiter, passte diese Methode der modernen Medizin an und gab ihr den Namen IPT Verfahren (Insulin-Potenziertes-Therapieverfahren).
Die Zahl der mit dieser Methode behandelbaren Krankheiten wuchs immer weiter. Insbesondere hat sich das Verfahren bei Krebs und natürlich bei chronischen Infektionen bewährt. Sein Sohn, Dr.med. Donato Perez Garcia Y Bellon (1930-2000) hatte 1945 angefangen, Krebserkrankungen mit der gleichen Therapiefolge zu behandeln: Den Blutzuckergehalt mit Hilfe von Insulin zu senken und dann geringe Dosen der bekannten Chemotherapeutika zu geben. Dadurch konnte er auch nennenswerte Erfolge bei Krebs erringen.

In der Nachfolge dieser Erfolge gab es zwei weitere Ärzte in Kanada, darunter der Autor des Buches „Medizin der Hoffnung", die im Jahre 1971 dieses Verfahren und die damit behandelten Fälle auf einem onkologischen Kongress in Paris präsentierten. Es gab zwar keine Kritik, aber die Methode wurde auch nicht allgemein aufgenommen. Die Methode blieb also gleichsam im Verborgenen.
Dr. med. Donato Perez Garcia III, der bei seinem Vater viele Erfahrungen gesammelt hatte, ist dann auf die Idee gekommen, gemeinsam mit einigen seiner Patienten, die Methode im Internet zu veröffentlichen, um sie weiteren Kreisen bekannt zu machen.

Im Jahre 2001 hat Dr. med. Donato Perez Garcia III begonnen, Kurse für andere Ärzte zu machen. „Als ich diese Methode gelernt habe gab es weltweit 19 IPT Ärzte, jetzt (im Jahre 2007) sind es über 200.“

Heute wird das IPT Verfahren in Seminaren gelehrt, zu denen sich Ärzte freiwillig anmelden können.

2. DIE IPT Methode und ihre praktische Umsetzung anhand eines Gesprächs mit der IPT Ärztin Dr. med. Desanka Petricevic-Riedl.

Die in München angesiedelte Praxis von Dr. Petricevic-Riedl wirkt zunächst wie eine modern gestaltete Kunstausstellung. Alles ist farblich aufeinander abgestimmt.
Hier könnte man sich gut vorstellen, gemütlich zu sitzen und mit Freunden über Gott und die Welt zu plaudern. Man hat hier nicht den Eindruck, an einem Ort des Schmerzes zu sein, sondern an einem Ort der Freude, der Schönheit, wo ästhetische Darstellungsformen eine ausgleichende Rolle zu den Schicksalen spielen, denen man hier begegnet .

Es regiert der Geist einer niveauvollen Einfachheit. Auch die Ärztin, die hier wirkt und arbeitet: Dr. med. Petricevic-Riedl strahlt zugleich eine positive Wirkung aus und schafft durch ihr Wesen eine offene Atmosphäre. Die aus Jugoslawien stammende, aber in Deutschland lebende und arbeitende Ärztin vermittelt Hoffnung und innere Sicherheit für Menschen, die sich an Sie oft als letzten Rettungsanker wenden.

Dabei ist sie sehr entschieden in ihren medizinischen Beurteilungen. Sie betreibt keine Medizinfabrik. Der Grund für diese Haltung ist dass sie eine hoch qualitative Medizin anbieten und Probleme wirklich lösen will. Sie möchte keine abhängigen Patienten produzieren, sondern mit Leuten zusammenarbeiten, die wissen was Sie wollen und sich an sie wenden, weil sie die Notwendigkeit spüren, wieder ganzheitlich gesunden zu wollen.

Im Gegenzug dafür ist sie auch als Ärztin ganz für die Patienten da und Ihre Therapien helfen. Ihre Hauptgebiete sind: Chronische Infektionen/Borreliose und Krebs. „Vor der Entdeckung des IPT Verfahrens hatte ich keine Lösung bei schweren Krankheiten. Vorher war ich nur eine begleitende Ärztin, die ein bisschen Vitaminpräparate, ein bisschen Bioresonanzverfahren anwenden konnte. Aber ich hatte nichts, worauf ich mich wirklich verlassen konnte, zum Beispiel bei Krebs, bei Autoimmunkrankheiten und besonders bei Borreliose",so Frau Dr. Petricevic - Riedl.
Das IPT Verfahren sei „eine ganz tolle Therapiemethode gerade bei Chronischen Infektionen, ganz egal ob Blaseninfektion, chronische Mandelentzündungen mit Streptokokken. Alle diese Krankheiten reagieren sehr gut auf die IPT Methode. Bei einer Osteomyelitispatientin, bei der Eiterungen in den Knochen vorhanden waren, habe ich die Infektion in den Knochen mit IPT geheilt. Zwölf Operationen, denen sich die Patientin zuvor unterzogen hatte, hatten immer nur kurze Zeit geholfen. Dann kamen aber die Eiterungen wieder", sagt Frau Dr. Petricevic-Riedl.

Als sie mit unseren, teilweise sehr direkten Fragen konfrontiert wurde, hat sie diese mit großer Natürlichkeit und Selbstsicherheit beantwortet, ohne die Geduld oder den Faden zu verlieren.

T.:
Frau Dr. Petricevic-Riedl, wie sehen sie die Möglichkeit für Patienten mit Chronischen Infektionen wie Borreliose und Rickettsien Infektionen, sich nicht nur zu stabilisieren, sondern auch endgültig geheilt zu werden?

P.R.:
Die Chancen sind sehr gut, die Zahl der dazu notwendigen Behandlungen wird individuell festgelegt. Leute die ein oder zwei Jahre die Infektion in sich tragen, die brauchen ungefähr zwischen fünf und acht Behandlungen. Normalerweise, wenn ich nach fünf Sitzungen den Borreliosetest mache, ist dieser danach negativ. Leute, die schon 10-15 Jahre den oder die Erreger haben, die brauchen schon 12-14 Sitzungen. Aber schon ab der vierten oder fünften Sitzung werden

diese Patienten Erfolge spüren in Bezug auf das individuelle Befinden und auf die Symptomatik. Ich sehe das also als einen ganz großen Erfolg. Sogar bei einem Diabetiker mit Borreliose haben wir nach 16 Sitzungen positive Resultate erzielt.

T.:
Wie sieht die Situation für Patienten insgesamt aus, nachdem die Therapie nicht von den Kassen bezahlt wird?

P.R.:
Also ich persönlich aber auch andere Kollegen versuchen, die Preise in Grenzen zu halten. Außerdem hat der Patient die Möglichkeit in Raten zu zahlen. Auch wenig Verdienende haben bei mir die Möglichkeit die Therapie zu machen. Ich komme den weniger vermögenden Patienten entgegen.

T.:
Was sind die Vorteile des IPT Verfahrens im Vergleich zu der herkömmlichen antibiotischen Therapie bei Chronischen Infektionen, zum Beispiel bei Borreliose?

P.R.:
Die Therapie verspricht, Borreliose auszurotten. Alle entzündlichen Zellen haben Borrelien Rezeptoren. Wir haben eine Chance, über diese Rezeptoren das Antibiotikum mit Insulin in die Zellen hereinzuziehen, so dass die Sporen und die individuell versteckten Keime abgeriegelt werden können. Herkömmliche Infektionstherapien mit Rocefin oder anderen Antibiotika helfen in akutem Stadium, wenn die Borrelien noch im Blut sind. Wenn einige Keime aber noch überlebt haben und sich still verhalten und zwar intrazellulär versteckt, kommen sie erst bei akutem psychischem Stress, oder im Zuge einer zusätzlichen Infektion (Grippe oder andere) wieder hoch und die Krankheit bricht wieder aus. Das IPT Verfahren kann das Antibiotikum gezielt in die Zelle hineinleiten, wo es die versteckten Borrelien und die anderen Erreger abtöten kann, ohne dem Organismus unnötig zu schaden. Die Therapie wird so lange fortgesetzt, wie die Infektion noch da ist.

T.:
Also wirkt die herkömmliche antibiotische Therapie anders, als wenn die Antibiotika mit dem IPT Verfahren gegeben werden?

P.R.:
Bei einer herkömmlichen oralen Medikation wissen wir nicht, wie viel vom Antibiotikum resorbiert wird, ob es überhaupt durch die Darmwand kommt. Unter anderem besteht keine Gewissheit, inwiefern Übersäuerung oder Alkalisierung die Resorption verhindern. Wenn es dann in die Zelle kommt, sind wir immer noch nicht sicher, dass es gerade dort hinkommt, wo es notwendig ist. Es wird überall verteilt. Mit dem IPT Verfahren wird dagegen selektiert: Zuerst dringt das Insulin nach Öffnung der Zellwand in die entzündete kranke Zelle hinein, dann kann das Medikament in den Zellen selbst wirken. Insulin steigert die Wirkung des Antibiotikums. Das IPT Verfahren bedeutet im Vergleich zur normalen Antibiose, dass kleinere Dosen Antibiotikum mit geringeren Nebenwirkungen gezielter eingesetzt werden können.

Die mit dem IPT eingesetzten Medikamente sind dadurch wirksamer als bei dem herkömmlichen Therapieverfahren.

T.:
Anhand welcher Kriterien richten Sie die Therapie aus?

P.R.:
Zuerst studiere ich sorgfältig die Untersuchungsergebnisse für Borreliose und Rickettsiose und evtl. auch den Test von Dr. Tarello, den LTT-Test auf Borrelien und den Giroud- Test für Microagglutination bei Rickettsien Infektionen. Diese Tests zeigen intrazellulär vorhandene Infektionen. Vor Beginn der Therapie erstelle ich die Laborwerte. Irgendwann nach der vierten oder fünften Sitzung werden die Untersuchungen dann wiederholt, damit ich den Verlauf der Therapie genau beobachten kann und das bis zum Ende der Therapie. Die Therapie dauert solange, bis die Werte wieder normal sind.

T.:
Wie geht es den Patienten während der Therapie; wenden Sie noch weitere Präparate an?

P.R.:
Also, den Patienten geht es meist sehr gut. Meine Patienten fühlen sich wohl, vor allem unmittelbar nach der IPT. Im Verlauf der Therapie spürt der Patient immer weniger Symptome. Die Symptomatik verbessert sich langsam und endgültig. Wichtig ist dabei, dass man erst dann aufhört, wenn die Werte wirklich in Ordnung sind und die ganze Symptomatik verschwunden ist.
IPT bedeutet mehr als nur Insulin und Antibiotikum oder Insulin und Chemotherapeutika bei Krebs, sondern ist eine wirkliche Synthese zwischen Schulmedizin und Naturmedizin. Das ganze Verfahren geht über drei Stunden- und bevor der Patient Insulin bekommt, erhält er homöopathische Mittel. Zum Beispiel bekommt er für das Herz Kardiodoron, dann Leber- oder Thymus Peptide intramuskulär verabreicht. Dann ein spezielles B- Komplexmittel mit Kokarboxilase, um das Nervensystem vor Nebenwirkungen der Antibiotika oder Chemotherapeutika zu schützen. Danach erhält er Antientzündungsmittel intramuskulär und bei Krebspatienten noch Faktor AF II etc. Bei jedem Patient wende ich andere Medikamente an.

Um die Hypoxie zu vermeiden wird eine kleine Dosis Insulin intravenös verabreicht unter Zugabe von Sauerstoff.
Der Zucker wird dann langsam von 90 auf 40 mg/% gesenkt. Wenn ich bei 60 bin, gebe ich zum Beispiel Tationil, oder Vitamin B6, aber alles in einer halben Ampulle, Vitamin B12 und Folsäure. Sowohl bei Krebs als auch bei Borreliose gebe ich Metronidazol. Bei Rickettsien Infektionen kann das Therapieschema von Dr. Cecile Jadin durch das IPT Verfahren angewandt werden.
Insgesamt werden Medikamente in viel kleinerer Dosierung verabreicht als es normalerweise der Fall ist, zum Beispiel 10 bis 20% der normalen Dosis.
Dann erhält der Patient ein Drittel Ampulle Cotrim Forte. Wenn ich aber zum ersten Mal Antibiotika gebe, dann gebe ich dazu auch Tationil, B Vitamine, bei Eisenmangel Ferrozid und kontrolliere wei-

ter den Zucker jede Minute. Wenn er bei 40mg% liegt, gebe ich Antibiotika, und wenn ich alle Antibiotika schon gegeben habe, sinkt der Blutzuckerwert bis auf 35. Dann erhält der Patient Magnesium, Kalzium und Vitamin C pur aber nur 1 ml! Der Patient schwitzt nun und ist müde, er bekommt Appetit und erhält hochpotenzierte Glukose intravenös bis er wieder vollkommen zu sich gekommen ist.

Dann bekommt er einen isotonischen Mineraldrink wie Isostar oder Gatorade, damit wir den Glukose- und Mineralmangel in der Muskulatur aufheben können. Dadurch wird die Unterzuckerung im Blut und in der Muskelzelle aufgehoben. Dann bleibe ich ½ Stunde beim Patienten, er isst Obst und ein Brötchen und wird noch weitere drei Stunden überwacht. Während der Überwachung bekommt er eine Infusion mit Mineralien, Vit C und anderen Mitteln, um die Organe zu stärken und die Toxine auszuleiten. Insgesamt dauert die IPT Therapie vom Anfang bis zum Verlassen der Praxis drei Stunden, manchmal länger.

T.:
Wie sind bei Ihnen Kassenpatienten aufgehoben? Was die anderen Therapien anbelangt, was zahlen die privaten und die gesetzlichen Kassen?

P.R.:
Die privaten Kassen sind für IPT immer offen. Es bedarf aber in jedem Fall eines ärztlichen Attestes vor und nach der Therapie. Bei nachgewiesener Besserung zahlen private Kassen diese Behandlung. Kassenpatienten haben im Vorfeld oft schon mehrere Ärzte besucht, haben Homöopathie und Bioresonanz ohne Erfolg versucht und sind trotzdem weiter krank.

Ich komme den Kassenpatienten mit dem Preis entgegen, wenn ich sehe, dass der Patient wirklich die Therapie will und bereit ist, für seine Gesundheit Verantwortung zu übernehmen. Was voraussetzt, dass er offen mit mir ist und mit mir wirklich zusammenarbeitet.

T.:
Dr. Petricevic-Riedl, sind Sie der Meinung, dass das IPT Verfahren alle medizinischen und infektiologischen Aspekte berücksichtigt, die infektiologisch unabdingbar sind, um zu einer Heilung zu kommen?

P.R.:
Ja, das IPT Verfahren ist ganzheitlich und ist eine Synthese aus verschiedenen Richtungen. Deswegen ist es notwendig, dass der Arzt über die ganzen Körperfunktionen in Verbindung mit den Infektionen Bescheid weiß. Dies beinhaltet auch Kenntnisse in Umweltmedizin, Onkologie, Naturheilverfahren und Infektiologie. Der IPT Arzt muss auch Erfahrungen mit anderen naturheilkundlichen Verfahren haben. IPT ist also eine hoch verantwortliche, aber auch sichere und gute Methode in den Händen von ausgebildeten Spezialisten. Jeder Arzt handelt natürlich gemäß seiner Erfahrung und seinem Wissen.
Wenn ich zum Beispiel erkenne, dass jemand sehr viele Metalle im LTT- Test aufweist, gebe ich vor dem IPT dem Patient Chelatinfusionen, um den Metallgehalt herunterzuziehen. Das hat als Auswirkung, dass das IPT Verfahren viel besser wirkt.

Ein anderes Beispiel ist, wenn jemand einen schlechten Darm hat, verordne ich vorher eine Darmsanierung. Mit dieser wird dem Patienten immunologisch geholfen. Außerdem ist es notwendig, dass ich über das Gefäßsystem des Patienten Bescheid weiß, über die Leberfunktion, etc.

T.:
Wie vielen Patienten konnten Sie bisher heilen, wie viel Prozent der Patienten werden gesund?

P.R.:
Aktuell habe ich 200 Krebs-, Borreliose- Patienten und Patienten mit eitrigen Mandelentzündungen, dann solche mit Heuschnupfen und immer wiederkehrender Sinusitis, Morbus Hashimoto und eine Patientin mit Osteomyelitis behandelt. Ich habe diese solange behandelt, bis die klinische Situation des Patienten zufriedenstellend

war, oder bis der Infekt im Laborbefund weg war. Fast alle Patienten haben die Therapie bis zum Ende durchgehalten, bis sie gesund waren.

T.:
Wirklich geheilt?

P.R.:
Ja oder weitgehend verbessert.

T.: Sind die typischen Symptome zurückgekehrt?

P.R:
Nein, aber das Ganze hat seinen Preis: Ich gebe viele Vitamine, leite die Metalle aus, reinige und saniere den Darm mit verschiedenen Bakterienpräparaten. Die Darmflora des Patienten wird ständig aufgebaut, die Patienten ernähren sich gesund und frei von Allergenen. Falls nach vier Monaten der LTT Test auf Borrelien oder der Rickettsien Test wieder positiv werden, braucht der Patient erneut zwei bis drei Therapiesitzungen.

T.:
Bringt IPT nur vorübergehende Besserung, kann die Krankheit wieder zurück kommen?

P.R.:
Das IPT Verfahren ist nur dann voll erfolgreich, wenn der Rest im Leben des Patienten stimmt: Eine vorbildhafte Lebensführung des Patienten ist absolut notwendig. Während und nach der Therapie ist absolute Schonung angesagt: Also kein körperlicher oder psychischer Stress, keine Reize, kein Mobiltelefon, kein Schweinefleisch. Der Patient muss selbst für eine biologische Ernährung sorgen und Substanzen meiden, auf die er allergisch reagiert.

Meine Patienten oder die, die es werden wollen, müssen lernen, Gesundheit als etwas Ganzheitliches zu betrachten und zu praktizieren.

T.:
Wie viele sind erfolgreich?

P.R.:
Bei Infektionen 90 bis 100%. Bei Krebs, wenn wir früh mit der Therapie anfangen, können wir gute Erfolgsaussichten. Aber auch wenn jemand schon mehrere Therapien und Chemotherapie hinter sich hat und zwei Jahre wartet und in der Zwischenzeit sich wieder Metastasen gebildet haben, sogar bei solchen Patienten haben wir Verbesserungen erzielt und Lebensqualität erhöht.
Diese müssen aber immer unter Kontrolle bleiben und andere Lebensfaktoren berücksichtigen, Stress, Umgebung, Verantwortung übernehmen für die Krankheit. Zum Beispiel kein Zucker essen, weiter auf Ernährung achten etc. Diese Patienten lernen sich selbst positiv zu beeinflussen, so dass sie es also schaffen, mit meiner Hilfe Metastasen wegzubringen, oder diese kleiner zu machen. Dabei können sie auch Pausen von sechs Monaten machen und nach sechs Monaten für ein paar Therapien zu mir kommen. Es ist möglich diese Patienten in ein chronisches Stadium zu kriegen, wo sie ein gutes Leben führen, aber immer unter Kontrolle bleiben müssen.

T.:
Sie haben Patienten gehabt, die beides gehabt haben, also Chronische Infektionen und dann Krebs?

P.R.:
Ja ich hatte eine Borreliose Patientin vor kurzem mit Pankreas Karzinom. Zuerst habe ich bei ihr das IPT gemacht, bis alle Befunde über Chemoresistenz da waren und sie hat sich schon nach den ersten Sitzungen besser gefühlt, sie hat immer weniger Schmerzen gehabt, sie konnte besser laufen. Als die Befunde über Chemoresponsibilität kamen, haben wir eine richtige Chemo - IPT gemacht.
Danach ging es ihr sehr gut. Sie hat sechs Sitzungen gehabt, dann hat sie über vier Monate pausiert. Diese Patientin steht weiterhin unter meiner Kontrolle.

3 Komplexität des Zelleröffnungsverfahrens IPT Erfahrungen des VBCI e.V.

Patienten die sich dem IPT Verfahren unterziehen wollen, sollten wissen, dass dieses Verfahren ausschließlich in die Hände eines sehr guten und dafür ausgebildeten Spezialisten gehört.

Leider gibt es in Europa noch sehr wenige IPT Ärzte und noch kein gültiges Verzeichnis. Die ELKA-Best-Foundation in USA gibt Auskünfte diesbezüglich auf der Internetseite „IPTforCancer.com“ oder „ElkaBest.org“
Weitere Infos erhält man durch die Homepage „IPTq.com“ oder wenn man sich an Dr. Donato Garcia selbst wendet unter „donatoperezgarcia.com“
Bei der Suche nach einem IPT Arzt müssen auf jeden Fall folgende Gesichtspunkte beachtet werden:
Der in Frage kommende IPT Arzt muss ein Diplom von Dr. Garcia oder der Elka-Best-Foundation aufweisen. Er sollte auf dem entsprechenden Gebiet (Krebs oder Chronische Infektionen) besonders erfahren sein.

Hier in Deutschland haben sich die meisten IPT Ärzte auf dem Sektor Krebs- IPT spezialisiert.
Leider gibt es noch wenige Ärzte, die IPT für Infektionen anwenden. Unter diesen Ärzten ist Frau Dr. med. Desanka Petricevic-Riedl. europäische Leiterin der IPT Gruppe und Instruktorin für andere IPT Ärzte für Deutschland. Frau Dr. Petricevic-Riedl ist auf die Behandlung von Borreliose mittels IPT spezialisiert.

Auch andere IPT Ärzte wenden dieses Verfahren bisher nur für Borreliose an, da die meisten von Ihnen über Rickettsien und andere Infektionen nicht infektiologisch geschult sind.
Die einzigen IPT Ärzte, die Dr. Jadins Therapie in IPT umsetzen können sind der Infektiologe und IPT Arzt Rolf Jansen Rosseck und Herr Dr. med. Hartmut Baltin.

Aufgrund der hohen Kosten des Verfahrens können Patienten vorher und nachher nicht allein gelassen werden. Das bedeutet sie brauchen vorher Hilfe, um die Art und die Anzahl der Infektionen und der evtl. parasitären Erkrankungen zu ermitteln und auch am Ende des IPT Verfahrens, um weitere evtl. notwendige infektiologische und parasitologische Folgetherapien durchzuführen, weil das IPT Verfahren aufgrund der hohen Kosten nicht immer bis zum Ende durchgeführt werden kann. Insgesamt beurteilt der VBCI e.V. dieses Zelleröffnungsverfahren positiv. Dr. Garcia hat es durch unermüdlichen Einsatz geschafft, Interessengemeinschaften rund um die Welt für dieses Therapieverfahren zu bilden. Das Verfahren ist für alle Chronischen Krankheitsprozesse indiziert, darunter auch Krebs und Chronische Infektionen. Darüber hinaus sollte man bei allen Krankheiten, die bis jetzt als nicht therapierbar gelten unbedingt an dieses Verfahren denken.

Der VBCI e.V. verfügt über direkte Erfahrungen mit diesem Verfahren und wird sich freuen, diese Kenntnisse den Patienten weiter zu geben.

VII. Rechtliche und politische Relevanz von Borreliose: Ihr gutes Recht als Infektionspatient!

Die bisher erfolgten Schritte zur Gesundheitsreform haben das Spektrum der Therapien, die von den gesetzlichen Krankenversicherungen erstattet werden dürfen, sehr eingeschränkt.
Naturheilverfahren, die für Infektionspatienten genau so wichtig wie antibiotische Therapien sind, wurden aus dem Erstattungsverfahren ausgeschlossen.

Im Klartext: Wer sich mit Naturheilverfahren behandeln lassen will, muss diese aus eigener Tasche zahlen. Es stellt sich dann aber die Frage, wie eine Langzeittherapie mit Antibiotika unter Berücksichtigung des notwendigen Aufbaus der Darmflora, der notwendigen Entgiftung und der Aufrechterhaltung des Immunsystems finanziert werden kann. Wie soll zum Beispiel ein Hartz IV-Empfänger das leisten, wenn nicht einmal durchschnittlich verdienende Arbeitnehmer dazu in der Lage sind?

Mit diesen drängenden Fragen ist der VBCI e.V. tagtäglich konfrontiert. Eine Möglichkeit ist, Hilfe zur Selbsthilfe zu fördern. Der VBCI e.V. möchte zukünftig in der Lage sein, solchen Patienten „erste Hilfe" leisten zu können. Und zwar in Form der Bereitstellung der Untersuchungen, die aus unserer Sicht notwendig sind und einschließlich der ersten Therapiegaben bis zu sechs Monaten und der begleitenden naturheilkundlichen Medikamente.

Innerhalb dieser Zeit muss der Patient andere Quellen zur Finanzierung der Therapie gefunden haben, auch unter anderem durch Anträge bei Ämtern und Stiftungen und beraten von geeigneten Rechtsanwälten.

Zu diesem Zweck braucht der VBCI e.V. einen finanziellen Sockel. Um zukünftig diese „erste Hilfe" leisten zu können, benötigen wir jede mögliche Hilfe sowohl in Form von Spenden als auch durch freiwillige Arbeit von Ärzten, Rechtsanwälten und Anderen, unter anderem von Fach- Pflegepersonal. Wir sind in diesem Prozess für jede Idee dankbar.

Zunächst erscheint es uns aber als extrem wichtig, sich mit den vom Gesetzgeber durchgeführten Änderungen beim Infektionsschutz auseinanderzusetzen.

1. Die Neuregelung des Seuchenrechts durch das Infektionsschutzgesetz. Verbesserung oder Verschlechterung des Infektionsschutzes?

Im Jahre 2001 ist das Gesetz zur Verhütung und Bekämpfung von Infektionskrankheiten beim Menschen (Infektionsschutzgesetz - IfSG) in Kraft getreten. Dieses hat das Bundesseuchengesetz und das Geschlechtskrankheiten- Gesetz abgelöst. Beide Gesetze bezwecken den Schutz der Bevölkerung vor Infektionskrankheiten.

Um die mit dem Infektionsschutz verknüpften Probleme in Deutschland zu erläutern, werden hier zwei Meinungen in Bezug auf das neue Gesetz aus dem infektiologischen und aus dem juristischen Blickpunkt kurz skizziert.

Der Infektiotologe Jansen Rosseck spricht von einem „Chaos, das nach dem Inkrafttreten des Infektionsschutzgesetzes entstanden ist. Niemand kümmert sich um die Tatsache, dass eine Vielzahl von Infektionskrankheiten auftritt, die zu einer neuen Seuchenproblematik führen kann, wenn nichts dagegen unternommen wird.

In Deutschland werden keine Konsequenzen aus der Tatsache gezogen, dass Krankheiten vielfach von Mensch zu Mensch und vom Haustier zu Mensch übertragen werden. Die Bedeutung dieser Übertragungswege wird fahrlässig behandelt, die Übertragbarkeit wird beschleunigt, weil kein Schutz mehr gegen die Übertragung von Infektionen vorhanden ist. Rickettsien sind schon durch einfaches Anhusten übertragbar! Ohne adäquate Maßnahmen steht die Gefahr der Verschleppung von vorhandenen Seuchen ins Haus.“

Ein weiteres Problem ist, dass es schlicht und einfach ignoriert wird, dass Reisende, Einwanderer und Flüchtlinge aus Krisengebieten mit mangelhafter hygienischer Versorgung Rickettsien und andere Infektionen mit sich tragen und weitergeben können. Aus der Empirie kundiger Ärzte weiß man, dass Rickettsien offenbar von Mensch zu Mensch übertragbar sind (Lactogen, diaplazentar, sexuell). Aus den o.g. Gründen ist die Begründung der Lockerung des Seuchenschutzes eindeutig widerlegbar und für alle gefährlich!. Anstatt des vorliegenden Gesetzes wäre, um die Bevölkerung zu schützen, weitere Forschung und eine umfassendere Meldepflicht notwendig. In Bundesländern, in denen Borreliose meldepflichtig ist, hat man das Anwachsen der Infektion sehr gut verfolgen können! Daraus hat man politisch keine Konsequenzen gezogen. Anstatt einen neuen möglichen Seuchenherd zu untersuchen, hat man einer vermeintlichen psychosomatischen Volkserkrankung den Weg geebnet. (Vgl. erstes Buch Borreliose /Patientenfälle)

In Deutschland hat stattdessen eine „neue Elite" von Wissenschaftlern unter anderem am Robert Koch Institut ihre vornehmste Pflicht verweigert: Das Tragen von Verantwortung für die allgemeine Gesundheit und besonders für Schwächere und medizinische Laien! Diese Elite entlässt die Bundesbürger in eine neue Art „Eigenverantwortung" und mangels Zugang zu infektiologischen Kenntnissen in eine wohl möglich von Seuchen gekennzeichnete Zukunft. Schon von 1948 bis 1979 war die Dunkelziffer für nicht diagnostizierte Fälle von infektiösem Q-Fieber so hoch, dass das klinische Wörterbuch Pschyrembel sie 1990 erwähnenswert fand. Seitdem hat sich die Ausbildung der Ärzte im Bereich Infektionskrankheiten aber noch verschlechtert!

Erst nach dem Tod einer 49jährigen Frau und erst nachdem ihre transplantierten Organe weitere Todesfälle ausgelöst hatten, wurde eine gründliche Anamnese durchgeführt.
Die Befragung der Mutter und des Freundes der Verstorbenen ergab, dass die Frau aus Indien zurückgereist war, wo sie schon wegen eines Hundebisses einen Arzt wegen Tollwutverdacht aufgesucht hatte. Der eigentliche Skandal bestand darin, dass am Krankenbett

auf einer Intensivstation in Deutschland Ärzte aus sieben verschiedenen Fachrichtungen nicht in der Lage waren, die Diagnose Tollwut zu stellen. Erst dem Pathologen, der das Gehirn der Verstorbenen untersucht hatte, fiel die graue Verfärbung der Gehirnmasse auf. Er stellte die zutreffende Diagnose: Tollwut .

Das IFG stellt in der Tat die Gesundheitsvorsorge und Prävention übertragbarer Krankheiten auf eine neue Stufe. Insbesondere sind Neuerungen bei der Strukturierung des Meldewesens, beim Informationsaustausch zwischen Bund und Ländern und beim Ausbau des Robert Koch Institutes sowie beim Impfwesen vorgesehen. Unseres Erachtens ergibt sich aber eine Verschlechterung der Erkennung und Handhabung von Infektionen Wir sehen hier einen fortschreitenden Neoliberalismus in der Infektionsmedizin, da zum Einen der Solidargedanke im Gesundheitswesen untergraben wird und der Staat sich zugleich aus seiner im Grundgesetz verankerten Verantwortung zurückzieht.

Die Quintessenz aus dem Vorgenannten ist aus unserer Sicht: Wenn die infektiologische Ausbildung von Ärzten in Deutschland so schlecht ist, dass diese nicht in der Lage sind eine exakte und korrekte Anamnese zu stellen, wenn nicht einmal meldepflichtige Krankheiten wie Tollwut erkannt und diagnostiziert werden, wie ist es dann mit Erkrankungen wie Borreliose, Fleck Fieber und Q-Fieber?

„Auffallend ist, dass durch die maßgeblichen Änderungen im Bundesseuchengesetz außer Rickettsia Prowazeki und Coxiella burnetii/Q-Fieber wichtige Rickettsien Erkrankungen leider nicht in den Katalog der meldepflichtigen Infektionserkrankungen aufgenommen wurden. Das Gleiche gilt für die Lyme Krankheit (Borreliose).
Weiter auffallend ist auch, dass Inhalt und Umfang der staatlichen Gesundheitsvorsorge aufgrund der Neu-Novellierung und Änderung des Infektionsschutzgesetzes *abgenommen* hat. Interessant ist die Konzentration auf den Anhang der meldepflichtigen Erkrankungen. Dort wäre es wünschenswert gewesen, dass gewisse Erkrankungen, die nicht Bestandteil des Kataloges der meldepflichtigen Erkrankungen sind, in den Katalog aufgenommen worden wären. Dies ist leider

nicht geschehen. Es wäre zu begrüßen gewesen, wenn der maßgebliche Katalog der meldepflichtigen Erkrankungen mit Augenmaß ausgebaut und erweitert worden wäre. Es gibt eine breite Palette von Infektionserkrankungen. Natürlich sind einige davon aufgenommen worden, andere aber nicht. Es wäre weiterhin wünschenswert, wenn sich der Gesetzgeber trotz des damit verbundenen Verwaltungsaufwands und der damit verbundenen Kosten zu einer einheitlichen klaren Linie im Rahmen des Anhangs der meldepflichtigen Erkrankungen hätte durchringen können und diesbezüglich Infektionserkrankungen stärker und konsequenter berücksichtigen würde", so Rechtsanwalt Alexander Kluge.

Dies wäre allerdings der Einstieg in einen umfassenden, weiteren, teuren Ausbau von Gesundheitsvorsorgemaßnahmen staatlicher Art, und nicht über das normale SGBV (gesetzliches Krankenversicherungsrecht) zu finanzieren, sondern über eine Art allgemeiner staatlicher Gesundheitsvorsorge. Das neue Infektionsschutzgesetz manifestiert genau das Gegenteil. Ein angemessenes staatliches Infektionsschutzprogramm müsste mit verpflichteten Impfprogrammen gerade auch für kleine Kinder beginnen. Das ist ein Bereich, wo die Zahlen der Impfungen laut Presseberichten stark rückläufig sind. Dieser Prozess würde mit Sicherheit enden bei der lückenlosen Aufnahme und Erfassung von Infektionserkrankungen, die alle dann meldepflichtig werden würden
Warum bis jetzt so was nicht gemacht wurde, ist völlig klar: Auch im neuen Gesetz ist dergleichen nicht vorgesehen. Es würde nämlich eine Menge gesetzestechnischer Arbeit voraussetzen, einen erheblichen Verwaltungs- und Vorsorgeaufwand und man muss sich auch natürlich um diese Leute im Falle der Erfassung und Registrierung der Krankheiten kümmern.
Das würde mit Sicherheit erhebliche Mehrkosten im staatlichen Gesundheitsvorsorgewesen auslösen und die Tendenz ist eigentlich nach dem Lippenbekenntnis der Politiker das Gegenteil. Man will die staatlichen Kosten und Sozialversicherungsbeiträge eigentlich senken.
Die jüngsten Maßnahmen zur Gesundheitsreform durch die Ministerin Ulla Schmidt haben genau das Gegenteil bewirkt: Seit

01.01.2007 sind die Kassenbeiträge für die gesetzlich Krankenversicherten wieder um 0,5% gestiegen", so äußerte sich Rechtsanwalt Alexander Kluge bei einem Vortrag in Anschluss an einer Vorstandssitzung des VBCI e.V.

Das alte Bundesseuchengesetz und das Infektionsschutzgesetz sind nicht deckungsgleich. Es steht deshalb zu befürchten, aufgrund der finanziellen Schwierigkeiten des gesetzlichen Gesundheitssystems, dass auf keinen Fall mehr Geld für Prävention und Bekämpfung chronischer Infektionskrankheiten vorhanden sein wird. Inwieweit es Besserungen geben wird -durch das vom Gesundheitsministerium geplante „Vorsorgegesetz" (u.a. Impfungen, Präventionsmaßnahmen für Hautkrebs, Diabetes, Darmkrebs)- ist zur Zeit noch nicht absehbar. Auch wäre es für Ärzte wünschenswert, zur Verbesserung von Früherkennung und Diagnostik, diese zum Besuch von Weiterbildungsmaßnahmen hinsichtlich Infektiologie zu verpflichten.

Ansonsten drohen Zustände, in denen Kranke in „Eigenverantwortung" von mangelhaft infektiologisch ausgebildeten Ärzten in Deutschland diagnostiziert werden sollen. Diese Infektionen werden bekanntlich u.a. durch Rickettsien ausgelöst und gehen mit Spätrezidiven und chronischen Verläufen einher. Das ist wissenschaftlich schon seit 100 Jahren bekannt! Die Dunkelziffer wird daher weiter steigen und damit auch die psychosomatischen Fehldiagnosen. Dies kann nicht dem Patienten nutzen, sondern es nützt allenfalls einer Pharmaindustrie, die neue Antidepressiva und Psychopharmaka auf den Markt wirft. Soll die Allgemeinheit zehn Jahre für dumm verkauft werden, bis nach dem Ablauf der Patente die wahren Ursachen der Erkrankung eines mittleren Bevölkerungsanteils erst aus der Dunkelziffer ans Licht gebracht werden können?.

Es hat den Anschein, als ob der Bundesbürger seit 2001 nicht mehr vor Seuchen geschützt werden soll, sondern die Infektionen vor der Diagnose. Seuchen können sich ungehindert ausbreiten, weil eine Eigenverantwortung nur jemand ausüben kann, der ausreichende Kenntnisse auf dem infektiologischen Gebiet besitzt. Wie soll der Laie das leisten?

Zur Begründung dieser These werden die Unterschiede zwischen dem alten und dem neuen Gesetz hier erläutert.
Gemäß Herrn Rechtsanwalt Kegel, Kanzlei Dr. Hugo Lanz, München sahen diese beiden Gesetze als Instrumente für diesen Schutz insbesondere die Meldepflicht beim Auftreten von (potentiell) gefährlichen Infektionskrankheiten vor.

Zusammenfassend bestand **Meldepflicht nach dem Bundesseuchengesetz** für Krankheitsverdacht, Erkrankung und Tod an: Botulismus, Cholera, Enteritits infectiosa, Fleckfieber, Lepra, Milzbrand, Ornithose, Parathyphus. Pest, Pocken, Rückfallfieber, Shigellenruhr, Tollwut, Tularämie, Thyphus, virusbedingtem hämorragischem Fieber, Erkrankung und Tod an angeborener Cytomegalie, angeborener Listeriose, angeborener Lues, angeborener Toxoplasmose, Brucellose, Diphterie, Gelbfieber, Leptospirose, Malaria, Meningitis/Encephalitis, Q-Fieber, Rotz, Trachom, Trichinose, Tuberkulose, Virusepathitis, Gasbrand, Tetanus, nur für Todesfälle, bei Influenza, Keuchheusten, Masern, Scharlach, nach später erlassenen Rechtsverordnungen zum BSG für HIV, EHEC, HSE und nach dem Geschlechtskrankheiten Gesetz für Lues und Gonorrhoe etc.

Über die meldepflichtigen Krankheiten waren teils vierteljährliche bzw. bei vielen Krankheiten nur jährliche Bundesstatistiken vorgesehen. Darüber hinaus sahen beide Gesetze zur Bekämpfung der Ausbreitung von Infektionskrankheiten insbesondere vor:

Prophylaktische Maßnahmen

Anordnung oder Empfehlung von Schutzimpfungen
Notwendigkeit eines Gesundheitszeugnisses für Personen in der Lebensmittelverarbeitung oder der Gastronomie sowie Beschäftigungsverbote für an bestimmten Krankheiten erkrankte Personen in diesen Bereichen Quarantänemaßnahmen beim Ausbruch bestimmter Krankheiten Verpflichtung zur Vorlage eines Gesundheitszeugnisses für Lehrer, Lehramtsanwärter etc., dass bei Ihnen keine Tuberkulose vorliegt Verbot des Besuchs von den Schu-

len, Kindergärten und ähnlichen Gemeinschaftseinrichtungen für Lehrer, Erzieher etc. und Schüler etc., die an bestimmten ansteckenden Krankheiten leiden bzw. in deren häuslicher Umgebung solche Krankheiten aufgetreten sind

Zusätzliche Maßnahmen nach dem Geschlechtskrankheiten Gesetz wie die Verpflichtung, sich bei entsprechenden Erkrankungen untersuchen und behandeln zu lassen, ein Gesundheitszeugnis vorzulegen sowie ein regelmäßiger Untersuchungszwang für einen bestimmten Personenkreis. Das Infektionsschutzgesetz hat neben zahlreichen Regelungen, die im wesentlichen unverändert geblieben sind, deutliche Veränderungen, sowohl in der Konzeption der gesetzlichen Regelungen als auch in deren Ausgestaltung im Detail gebracht. Begründet[1] wurde die Notwendigkeit einer umfassenden Reform des Infektionsschutzes mit dem medizinischen Fortschritt, ferner mit der durch Bevölkerungswachstum, Mobilität und Migration großer Bevölkerungsgruppen heraufgerufenen Gefahr, dass sich „alte" Krankheitserreger neu ausbreiten können und der Gefahr durch neu auftretende gefährliche Krankheitserreger bzw. immer neue aggressivere Varianten von bekannten Krankheitserregern. Insbesondere wollte man angeblich der Tatsache abhelfen, dass für die meisten Infektionskrankheiten in Deutschland keine belastbaren Daten vorliegen, um die Häufigkeit bestimmter Infektionskrankheiten, die Verteilung auf verschiedene Gruppen und Ausbreitungstendenzen zu beschreiben.

Das Infektionsschutzgesetz sieht das Robert-Koch-Institut (RKI) als zentrale Stelle für Koordinierung der Datenerhebung, Analyse und Bewertung übertragbarer Krankheiten vor, ferner sollte im Bereich der Meldepflicht das Informationssystem qualitativ verbessert werden, um Interventionsmaßnahmen gezielt und frühzeitig einleiten zu können. Gestärkt werden sollte auch „die Rolle der Aufklärung über Infektionsgefahren und Wege zu ihrer Vermeidung einschließlich des Nutzens der Impfprävention".

Auf der anderen Seite hielt der Gesetzgeber unter dem Stichwort „größerer Effizienz von Maßnahmen des öffentlichen Gesundheitsdienstes“ eine Reihe früherer Vorschriften für überflüssig, insbesondere die als ineffizient angesehenen Gesundheitsuntersuchungen in Wirtschaft und Verwaltung, auf die neuerdings grundsätzlich zugunsten einer „zweckgerichteten Belehrung“ verzichtet werden sollte.

Folgerichtig finden sich in § 3, § 4 und § 5 des Infektionsschutzgesetzes Vorschriften über die „Prävention durch Aufklärung“[2] und die „Aufgaben des Robert-Koch-Institutes[1]“ sowie über ein „Bund-Länder-Informationsverfahren“.

Was hat sich noch geändert?

Bei den meldepflichtigen Krankheiten wurden zum einen die Modalitäten geändert, etwa vielfach eine Meldepflicht für den Krankheitserreger statt wie bisher für die Krankheit bzw. den Krankheitsverdacht statuiert, wobei die prinzipielle Unterscheidung zwischen Krankheiten, die namentlich zu melden sind[4] und solche, bei denen eine nicht namentliche Meldung ausreicht[5] beibehalten wurde. Sechs Krankheiten, die nach den früheren Recht meldepflichtig gewesen waren wurden gänzlich aus der Liste der meldepflichtigen Erkrankungen gestrichen,[6] nämlich Pocken, Gasbrand, Tetanus, Gonorrhoe, weicher Schanker, venerische Lymphknotenentzündung, intrauterin erworbene Cytomegalie, Keuchhusten, Rotz, Scharlach und Trachom.

Die Begründungen hierfür sind unterschiedlich. Teils wird darauf hingewiesen, dass die Erkrankungen ausgerottet wurden oder jedenfalls nahezu ausgerottet sind bzw. in Deutschland nur als auf wenige Einzelfälle beschränkte, eingeschleppte Krankheiten auftreten (Pocken, Rotz, Trachom, weicher Schanker), teils wird der Wegfall der Meldepflicht damit begründet, dass sich aus der Erfassung der Infektion keine Maßnahmen ergeben, die weitere Infektionen verhindern könnten (Cytomegalie, Gasbrand, Tetanus). Bei den übrigen Krankheiten, bei denen die Meldepflicht weggefallen ist, wird dies dagegen damit begründet, dass wegen der Häufigkeit dieser Erkrankungen statt einer allgemeinen Meldepflicht sogenannte „Sentinel-Erhebungen“ sinnvoller sind bzw. die nach dem Bundesseuchengesetz bestehende, auf Todesfälle beschränkte Meldepflicht, anders als Sentinel- Erhebungen, kein wahres Bild über die Verbreitung des Krankheitserregers liefern kann.

Bei der durch das Infektionsschutzgesetz neu eingeführten Sentinel-Erhebung handelt es sich um eine Erhebung an ausgewählten Bevölkerungsgruppen, die medizinische Einrichtungen in Anspruch nehmen, zur Frage der Verbreitung übertragbarer Krankheiten oder des Anteils von Personen, die gegen bestimmte Erreger nicht immun sind . Die Ergebnisse solcher Erhebungen durch das Robert-Koch-Institut sollen mit großer Zuverlässigkeit auf die Gesamtbevölkerung hochgerechnet werden können.
Die Vorschrift des § 19 Infektionsschutzgesetz, wonach das Gesundheitsamt bezüglich sexuell übertragbarer Krankheiten und Tuberkulose, Beratung und Untersuchung anbietet oder diese in Zusammenarbeit mit anderen medizinischen Einrichtungen sicherstellt, wobei Personen, deren Lebensumstände eine erhöhte Ansteckungsgefahr für sich oder andere mit sich bringen, auch aufgesucht werden können, ersetzt bisherige Vorschriften im Geschlechtskrankheiten Gesetz, die teilweise einen Behandlungszwang bei bestimmten Geschlechtskrankheiten vorsahen, da - so die Begründung des Gesetzes – „der die generelle Ausübung von Zwang, namentliche Erfassung und polizeiliche Kontrolle nach vielen medizinischen und sozialwissenschaftlichen Untersuchungen dazu führen kann, dass Personen mit Geschlechtskrankheiten ärztliche Kontakte und damit eine Behandlungsmöglichkeit meiden würden."

Mit dem Infektionsschutzgesetz ist aber auch in diesen Zusammenhängen das Risiko der Verschleppung von ansteckenden Krankheiten eher gestiegen. Zum Beispiel mussten professionelle Prostituierte früher den Nachweis erbringen, dass sie keine ansteckende Krankheiten hatten, beziehungsweise sich regelmäßig untersuchen lassen. Durch den Wegfall des Vorsorgemaßnahmekataloges ist jede Prostituierte sozusagen selbst dazu verpflichtet. Eine Gegenkontrolle findet nicht statt. De facto arbeiten gezwungenermaßen jetzt aber schon viele inoffizielle Prostituierte ohne eigenen und fremden Schutz durch vorbeugende Untersuchungen.

Die Krankheiten bei denen in jedem Fall Quarantäne angeordnet werden muss, wurden auf Lungenpest und von Menschen zu Menschen übertragbares hämorragisches Fieber beschränkt, während die Pocken hier gestrichen wurden und die Cholera nunmehr nur noch zu den sonstigen Infektionskrankheiten gehört, bei denen, wie schon im Bundesseuchengesetz, Quarantäne angeordnet werden kann aber nicht angeordnet werden muss.
Bei den Vorschriften für Schulen und sonstige Gemeinschaftseinrichtungen wurden im Infektionsschutzgesetz der Katalog der Krankheiten, bei deren Vorliegen Lehrer Erzieher etc. sowie Schüler etc. der Schule, dem Kindergarten oder ähnlichen Einrichtungen fernbleiben müssen, verglichen mit dem Bundesseuchengesetz reduziert.[7]

Bei Lehrern, Lehramtsanwärtern etc. wurde die bisherige Verpflichtung ein auf eine Röntgenaufnahme und eine intrakutane Tuberkulinprobe gestütztes Gesundheitszeugnis über das Nichtvorliegen von Tuberkulose vor Aufnahme ihrer Tätigkeit vorzulegen, abgeschafft und durch eine Belehrung dieser Personen durch ihren Arbeitgeber mindestens im Abstand von zwei Jahren ersetzt.
Der Kreis der Personen, die vor Aufnahme in eine bestimmte Einrichtung nachweisen müssen, dass sie nicht an ansteckender Lungentuberkulose leiden, wurde allerdings erweitert.[8]

Auch die Vorschriften über Beschäftigungsverbote für an bestimmten Erkrankungen leidende bzw. Krankheitserreger ausscheidende Personen in der Lebensmittelverarbeitung etc. wurden gelockert, sowie die bisherige Verpflichtung, vor erstmaliger Aufnahme einer solchen Tätigkeit ein Gesundheitszeugnis beizubringen und nach Aufnahme der Tätigkeit zusätzlich eine Stuhluntersuchung zur Überprüfung, ob keine Salmonellen, Shigellen oder Choleravibrionen ausgeschieden werden, durchzuführen, wurden gleichfalls durch eine Vorschrift ersetzt, wonach die betroffenen Personen erstmalig nur dann beschäftigt werden, wenn durch eine nicht mehr als drei Monate alte Bescheinigung des Gesundheitsamtes oder eines vom Gesundheitsamt beauftragten Arztes nachgewiesen ist, dass sie über die Tätigkeitsverbote für Kranke und Krankheitsausscheider in mündlicher und schriftlicher Form vom Gesundheitsamt oder von einem durch das Gesundheitsamt beauftragten Arzt belehrt wurden und nach einer solchen Belehrung schriftlich erklärt haben, dass ihnen keine Tatsachen für ein Tätigkeitsverbot bei ihnen bekannt sind.

FAZIT

Als Fazit ist festzuhalten, dass es sicher erforderlich gewesen ist, die bestehenden seuchenrechtlichen Vorschriften zu reformieren, insbesondere da das bisherige Meldewesen für übertragbare Krankheiten und deren Erfassung wohl in der Tat ineffizient gewesen ist. Andererseits erscheint es fraglich, ob es richtig war, bestimmte Krankheiten aus der Meldepflicht herauszunehmen.
Es ist ja zumindest widersprüchlich, wenn einerseits die Pocken in dem Infektionsschutzgesetz nunmehr völlig gestrichen sind, andererseits kurze Zeit nach Inkrafttreten dieses Gesetzes für einen Millionenaufwand Pockenschutzimpfstoffe zum Schutz der Bevölkerung erworben und eingelagerten wurden !
Darüber hinaus wird sich langfristig zeigen müssen, ob die Abschaffung der bisherigen Verpflichtung, für Lehrer, Erzieher und anderen Personen in Schulen und Gemeinschaftseinrichtungen, sowie der Beschäftigten in der Lebensmittelverarbeitung und in der Gastronomie, ein Gesundheitszeugnis vorlegen zu müssen zugunsten einer bloßen Belehrung wirklich vertretbar war, zumal solche Belehrungen häufig nur als lästige Pflichtübung empfunden werden.

Im Gegensatz zu Deutschland hat man in den Niederlanden die Wichtigkeit ähnlicher Probleme erkannt. Quarantänemaßnahmen werden dort gegen die Verschleppung von Erregern von Mensch zu Mensch eingesetzt. Zu diesem Zweck wird ein teures Vorsorge -und Quarantäne Programm durchgeführt. Das bedeutet zunächst hohe Ausgaben in den ersten Jahren, die Gesamtkosten sinken im Laufe der weiteren Arbeit im Gesundheitswesen aber drastisch. Die Problematik MRSA- verseuchter Betten und Stationen in den Krankenhäusern fällt weitgehend weg. Folge ist eine verschwindend geringe Zahl von Neuinfektionen hinsichtlich MRSA. Gerade das ist in Deutschland ein großes Problem. MRSA kann bei Kranken und bei älteren Menschen mit einem schwachen Immunsystem zum Tode führen.

2. Rechtliches Problem und medizinische Chance: Off-Label Therapie für Borreliose und andere Infektionen?

Die Tatsache, dass der Staat sich der Verantwortung für Infektionskrankheiten, die jeden Bürger treffen können, entledigt, bedeutet, dass es, sowohl für Kranke als auch für Gesunde extrem wichtig ist, die exakte gesundheitliche Situation und die rechtliche Lage zu erfassen. Die rechtliche Lage lässt zur Zeit nur sogenannte „Off-Label" Therapien zu. Off-Label Therapien sind die einzige Möglichkeit, das politische System im Notfall zur Rechenschaft zu ziehen. Entweder nicht zugelassene Therapien oder zu dem aktuellen Zweck nicht zugelassene Therapien müssten dann von den Krankenkassen bezahlt werden. Das gilt aber nur für lebensbedrohliche Krankheitsbilder.

Das Problem der Off-Label Therapien erscheint uns als außerordentlich wichtig, weil bei Infektionserkrankungen wie der Lyme Krankheit keine festgesetzte Therapie vorhanden ist. „Hinsichtlich der Problematik des Off- Label Gebrauchs halte ich es für sehr wichtig, dass die Voraussetzungen für die Erstattung dieser Kosten erörtert werden. Eine Off-Label Behandlung ist eine Behandlung, wo ein gesetzlich Versicherter einen Behandlungserfolg dadurch erzielt, dass der Arzt ihm Medikamente verschreibt, die eigentlich nicht zu Therapiezwecken für die Erkrankung des Patienten entwickelt wurden. Es gibt eine ganze Reihe von Behandlungen mit Medikamenten, die obwohl für einige Krankheiten entwickelt wurden, bei anderen weit schweren Erkrankungen, die zum Teil lebensgefährlich sind, große Erfolge erzielt haben.

Ein großes Problem ist aber, dass im SGB V eine derartige Off-Label Behandlung nicht geregelt ist. Das bedeutet, dass der Gemeinsame Bundesausschuss jetzt im Rahmen des gesetzlichen Leistungskatalogs für das SGB V derartige Off-Label Behandlungen im Einzelnen regeln muss. Im Falle von der Borreliose oder Lyme Krankheit und im Falle anderer Infektionen fehlen solche Off-Label Einzelbehandlungsmöglichkeiten. Diese können aber nur auf Druck der Patientenverbände realisiert werden, in dem man Druck auf den Gemeinsamen Bundesausschuss ausübt. Nur dadurch wäre es möglich, dass derartige Off-Label Behandlung bezahlt werden würden. Nachdem eine derartige Regelung aussteht, ist in den letzten Jahren im Einzelfall gerichtlich entschieden geworden.

Insbesondere Leute mit sehr schweren lebensbedrohlichen Krebserkrankungen haben dann gegen die Krankenversicherung erfolgreich auf Erstattung oder Bezahlung dieser Off-Label Therapien und Medikamente geklagt. Das Bundesverfassungsgericht und das Bundessozialgericht hatten mehrere Urteile erlassen und haben versucht eine Balance zu finden zwischen einerseits Bezahlbarkeit und ordnungsgemäßer Verwaltung der Gelder der Versichertengemeinschaft und Rettung von Gesundheit und Leben von Schwerstkranken andererseits.

Die Rechtsprechung ist in dieser Hinsicht völlig eindeutig: Sowohl das Bundesverfassungsgericht als auch das Bundessozialgericht haben entschieden, dass solche Gruppen von Patienten Anspruch auf Behandlung haben und auf die Übernahme der diesbezüglichen Kosten unabhängig davon, ob diese Off-Label Behandlungen im gesetzlichen Leistungskatalog stehen und von der betroffenen Krankenkasse bezahlt werden müssen. Voraussetzung dafür ist, dass eine *konkrete Lebensgefahr* besteht und durch diese Medikamente eine deutliche Besserung des gesundheitlichen Zustands erreicht werden kann.

In Bezug auf die Bezahlung einer Off-Label Therapie bei einer Rickettsien Erkrankung kann man folgendes sagen: Die Diagnose einer Rickettsien Erkrankung mit Spät Rezidiven und mit chronischem Verlauf wird aus Anamnese, klinischem Bild und Laboruntersuchungen erstellt. Hier handelt es sich nicht um chronische Krankheiten im klassischen Sinne, sondern um akut persistierende oder subakut rezidivierende Infektionskrankheiten, die unbehandelt zu einem langsamen Tod führen, ähnlich so wie bei der Lungen TBC, die deshalb noch meldepflichtig ist. Aus den Gehirnen von Alzheimer Patienten wurde Mäuse im Versuchslabor infiziert.

Es liegen schon jetzt erste Beweise vor, dass es sich dabei um ansteckende lebensbedrohlichen Krankheiten handelt, die längerfristig zum Tode führen. Die Krankenkassen sind verpflichtet in diesem Falle die Off-Label Therapien und Medikamente zu bezahlen. Wenn die

Kassen sich Ihrer Verantwortung entziehen, verhalten sie sich rechtswidrig, um Geld zu sparen !!", so äußerte sich Rechtsanwalt A. Kluge.
Wie de facto heute das medizinische System mit diesen Infektionen umgeht und sie einstuft ist: Infektionen wie Lyme Borreliose oder Rickettsien sind per se nicht als lebensbedrohlich eingestuft. Eine derartige Off-Label Regelung beim Krankheitsbild der Multiplen Chronischen Infektionen bewilligt zu kriegen, hängt davon ab, ob man die Lebensbedrohung ausreichend nachweisen kann!

3. Vorgehensweise im Kampf um die Anerkennung von Infektionskrankheiten als lebensbedrohliche Erkrankungen.

Die Erkenntnisse aus wissenschaftlichen Arbeiten diesbezüglich werden aber in Deutschland tot geschwiegen. Offensichtlich nur zum Zweck, Deutschland als Pharma Hochpreismarkt intakt zu halten.

Dass Chronische Infektionskrankheiten lebensbedrohlich sind, wird von der überwiegend wirtschaftsfreundlichen Schulmedizin bestritten. Tatsache ist, dass es sich in Studien, die man an der Universität von Calgary in Kanada gemacht hat und die in der Zeitschrift FASEB veröffentlicht wurden, herausstellte, dass Quecksilber Vergiftungen eine Realität sind und Vorreiter für Infektionserkrankungen. Durch Einsatz von radioaktivem Quecksilber zuerst bei Ziegen und bei Affen konnte man nachweisen, dass das Quecksilber aus den Füllungen ins Blut und in die Darmschleimhaut kommt, von dort in verschiedene Körperareale verschoben wird und dort für den Rest des Lebens des Patienten bestehen bleibt. Es wird vom Nervengewebe aufgenommen, so dass es dieses zerstören kann. Eine wissenschaftliche Doppelblindstudie wurde an zwei Gruppen von Gehirnen von verstorbenen Patienten durchgeführt. Das Quecksilber war in einer Alzheimer Gruppe weit höher als in der Gruppe mit den anderen Patienten. Das gab den Wissenschaftlern die Möglichkeit festzustellen, dass Alzheimer nichts anderes ist, als eine Folgeerkrankung einer Quecksilbervergiftung. Weiterhin hatten die Wissenschaftler Wimy und Lohrscheider in hier dokumentierten Folgestudien nachgewiesen, dass Bakterien im Organismus gegen Antibiotika resistent werden.

Wenn Menschen mit Quecksilber vergiftet sind, kann ihr Immunsystem die Bakterien nicht richtig bekämpfen. Stattdessen lebt das Immunsystem lieber in Symbiose mit den Parasiten. Normalerweise „frisst" es vergiftete Zellen ,das ist die so genannte Phagozytose.

Die Phagozytose als System bricht aber zusammen, wenn sich die Parasiten immer mehr ausbreiten und der menschliche Körper die Abfallprodukte der Parasiten im Stoffwechsel verarbeiten muss. Damit gerät der menschliche Körper an den Rand seiner Existenzfähigkeit. Die Entgiftungssysteme des Körpers brechen schließlich zusammen. Dazu kommt, dass sich in Parasiten, wie den Helminthen Bakterien verstecken können, die sich dort jeder Laboruntersuchung entziehen und jedem Zugriff durch eine Antibiotika Behandlung. Parasiten werden von Antibiotika nicht getötet.

Wer diesen komplizierten Mechanismus kennt, weiß, dass Patienten mit solchen Beschwerden lebensgefährlichen Erkrankungen ausgesetzt sind. Daraus resultiert, dass das Nicht- Beachten, Nicht- Erkennen und Nicht- Behandeln von Infektionen lebensbedrohliche Folgen haben kann.

Sowohl der Toxikologe Daunderer war dieser Meinung, seine Aussage stützt sich auf 40.000 begutachteten Patientenakten,als auch auch Dr. Dietrich Klinghardt, der die in Calgary durchgeführten Studien benutzt, um seine Thesen zu begründen.

Um die Anwendung einer Off-Label Therapie erstattet zu bekommen, d. h um Forderungen an das medizinische System stellen zu können, muss durch die o.g. Studien die mögliche Lebensbedrohlichkeit nachgewiesen werden. Ein erster Schritt dazu wäre, nachzuweisen, dass Chronische Infektionen genau so wie HIV eine lebensbedrohliche Zerstörung des Immunsystems mit sich bringen. Wichtig wäre es, alle Todesursachen exakt zu dokumentieren, die einen möglichen Zusammenhang mit Chronischen Infektionen haben. Patienten müssen sich zu diesem Zweck auch politisch aktiv zeigen und exakte Forderungen an das politische System stellen und für diese Forderungen bereit sein zu kämpfen. Genau wie sauberes Wasser und gesundes Essen muss Gesundheit im gegenwärtigen politischen und wirtschaftlichen System immer härter erkämpft werden. Die Forderungen an das medizinische System müssen klar und deutlich ausgesprochen werden, damit die anderen betroffenen Patienten auch davon in Kenntnis gesetzt werden können. Dieser Impuls kann nicht nur vom VBCI e.V. ausgehen, sondern es bedarf der Beteiligung vieler Organisationen und vieler Einzelpersonen, die auch etwas zu sagen haben. Es ist nicht genug, den Missstand zu ertragen und sich wegen Hilfe an den Verein zu wenden, es muss mehr getan werden. Jeder Einzelne kann im Bereich seiner Möglichkeiten dazu beitragen. Der VBCI e. V kann diesen Prozess unterstützen, kann medienwirksam auftreten und sich politisch engagieren. Das geht aber nur, wenn möglichst Viele diesen Prozess politisch mittragen.

„Das geht nur über das Paul-Ehrlich-Institut in Berlin. Nur über diesen Weg wäre es möglich gegen den Widerstand der Kassen und der Politiker diese Situation für die betroffenen Menschen erträglicher zu machen. Genau an dieser Stelle muss ganz massiv Druck ausgeübt werden. Diesen Druck vermisse ich, insbesondere von Seite der Patientenverbände.

Diese haben bis jetzt nicht dazu beigetragen, dass eine ehrliche Diskussion mit den Politikern im Gesundheitsbereich zustande gekommen ist nach dem Motto: Obwohl Geld knapp ist, fordern wir Lösungen in Hinsicht auf Anerkennung von Infektionskrankheiten und Erstattungsfähigkeit von Off-Label Therapien, um den Menschen nicht den Eindruck zu geben, so wie jetzt, dass sie allein gelassen werden. Die zukünftige Gestaltung von allen Fragen in Bezug auf Infektionskrankheiten ist etwas, was alle angeht, Gesunde und Kranke.

Das Delegieren an politische Parteien erscheint mir in diesem Zusammenhang nicht sinnvoll. Der vom VBCI e.V. gewählte Weg der Dokumentation der Infektionskrankheiten und Erstellung von Studien, die dazu dienen sollen, die Schwere dieser Erkrankungen und deren Therapiemöglichkeiten zu belegen, mit denen der VBCI e.V. Druck auf Politiker ausüben will erscheint mir der einzig mögliche Weg. Nur so kann gewährleistet werden, dass der gemeinsame Bundesausschuss dann einen vernünftigen Leistungskatalog bereitet, der auch bezahlbar bleibt. Ferner müsste durch Druck von unten eine ausgewogene Regelung bzw. Normung für Infektionspatienten im SGB V gefunden werden, nachdem der Weg einer Normerlassklage nicht gegeben ist, da Art. 2 II GG (Schutz von Gesundheit und Leben) keinen grundsätzlichen Normerlassfall zulässt“, so äußerte sich der Rechtsanwalt Alexander Kluge.

Heute sieht es noch so aus, dass nur wer Geld hat, sich helfen (lassen) kann! Das ist ungerecht. Was machen die Menschen, die jetzt von Hartz IV leben und krank sind?
Man kann diesen Menschen nur empfehlen nicht lethargisch zu werden, sondern zu kämpfen, sich juristisch entweder bei einer Einzelgewerkschaft oder beim VDK beraten zu lassen und entsprechende Anträge bei den Behörden zu stellen.

Der VBCI e.V. steht diesbezüglich mit Ratschlägen zur Verfügung und hilft Menschen, die in Not geraten sind.

Wenn alle Geldreserven aufgebraucht sind, sollten diese Menschen Anträge bei gut situierten Stiftungen stellen und vor Gericht kämpfen, um Geld vom Staat zu kriegen. Dabei sollte man die Möglichkeit eines öffentlich finanzierten Darlehens nicht außer Acht lassen. Ferner, unter Anleitung eines auf diesem Gebiet spezialisierten Rechtsanwalts, sollte ein Antrag auf Gewährung von Erwerbsunfähigkeitsrente gestellt werden. Bei negativem Bescheid ist der juristische Rechtsweg offen. Gegen einen negativen Bescheid muss man klagen.

4. BESCHWERDE VOR DER EUROPÄISCHEN KOMMISSION FÜR MENSCHENRECHTE WEGEN DISKRIMINIERUNG ALS KRANKE

Träger und Initiator der Beschwerde:

Verein zur Bekämpfung chronischer Infektionskrankheiten e.V.
Kirchturmstraße 13
51063 Köln
Tel. 0049-0221-6209706
Fax 0049-0221-6209705
www.vbciev.com

Kontaktperson:

Kanzlei DAHLGRÜN Engel und ROHE
Rechtsanwältin Gabriela Engel
Gartenstraße 19, 31303 Burgdorf
Tel. 05136-85579
Fax 05136- 895419

Wenn Patienten vor der Kommission für Menschenrechte eine Beschwerde wegen Diskriminierung als Kranke einreichen wollen, sollten sie den am Ende dieses Buches beigefügten Antrag ausfüllen und diesen mit Kopien der eigenen Unterlagen an den Verein zur Bekämpfung chronischer Infektionskrankheiten e.V. zuschicken.
Der VBCI e.V. steht für ein kurzes Informationsgespräch über den Verlauf und faktische Auswirkung der Beschwerde gerne zur Verfügung und wird für die Kanzlei Dahlgrün die Schwerpunkte der Fälle zuerst überarbeiten, um Gruppen zu bilden, damit eine eventuelle Sammelbeschwerde eingereicht werden kann.
Forderungen an das deutsche Gesundheitssystem in Bezug auf Borreliose und andere Chronische Infektionen. Vorüberlegungen zu einer Beschwerde vor der europäischen Kommission für Menschenrechte wegen Diskriminierung als Kranke.
Träger und Initiator der Beschwerde ist der Verein zur Bekämpfung chronischer Infektionskrankheiten e.V. Kirchturmstraße 13 51063 Köln, Tel. 0049-0221-6209706 Fax 0049-0221-6209705

Dieser wird von der Anwaltskanzlei DAHLGRÜN Engel und ROHE Rechtsanwältin Gabriela Engel, Gartenstraße 19, 31303 Burgdorf juristisch vertreten. Tel. 05136 – 85579 Fax 05136- 895419

Der Verein zur Bekämpfung chronischer Infektionskrankheiten e.V. beabsichtigt, eine öffentliche Diskussion über Infektionen als multisystemische Krankheiten zu fördern. Ziel der Beschwerde ist, die Bundesrepublik Deutschland dazu zu zwingen, Kranken, die nachweislich vom medizinischen System diskriminiert wurden, Schadensersatz zu bezahlen. Gleichzeitig hofft man, die Richtung des sozialmedizinischen und wissenschaftlichen medizinischen Systems zugunsten von Kranken bewegen zu können.

Mit der Beschwerde vor der EU-Kommission will der VBCI e.V. eine Menschenrechtsverletzung von Kranken nachweisen und die politische Lage in Bezug auf Multisystemische Infektionskrankheiten ändern. Um die notwendige Wirkung zu erzielen ist es aber notwendig, dass sich sehr viele Menschen an unserer Aktion beteiligen.

Der VBCI e.V. stützt seine Diskriminierungsthese auf folgenden Tatbeständen:
Dem Chronischen Infektionskranken wird aufgrund der negativen Haltung des medizinischem Systems das soziale Netz entzogen, in dem andere Kranke vergleichsweise aufgenommen werden. Man versagt dem Chronisch Infektionskranken das psychosoziale Umfeld. Dieses Verhalten ist inhuman und diskriminierend.
Die o.g. faktische Diskriminierung ist aber die Konsequenz aus der Tatsache, dass die medizinische wissenschaftliche Auseinandersetzung nicht stattfindet. Stattdessen wird üblicherweise ein Urteil ausgesprochen und zwar, dass derjenige nicht als krank gilt. Man unterstellt dem Kranken, dass er nicht krank ist, obwohl molekular biologisch das Krankheitsbild anerkennbar wäre. Da aber molekular biologische Methoden nicht in der Routine angewandt werden, gilt der Patient als nicht diagnostizierbar. (Evidenz basierte Medizin)

Bei den serologischen Methoden ist dagegen kein Standardverfahren mit Qualitätskriterien erkennbar. Zum Beispiel: Tests für Rickettsien Infektionen in Deutschland erfassen das chronische Stadium der

Krankheit nicht. Wahrheitsgemäße Testverfahren, wie der Mikroagglutinationstest von Giroud und Jadin, mit dem man eine Chronische Rickettsien Infektion feststellen lassen kann,werden nicht akzeptiert und nicht routinemäßig angewandt.

Beim Post-Lyme-Syndrom wird a priori das Persistieren von Borrelien im chronischen Stadium nicht anerkannt und deswegen das Recht auf eine antibiotische Therapie negiert.
Dieses System der bewussten Negierung von Tatsachen bewirkt, dass nach dem Trugschluss keine Patienten - Keine Diagnose = Keine medizinischenen Konsequenzen, Kranke mit multisystemischen Infektionen Querulanten und Psychofälle sind! Dadurch entsteht eine „nicht schuldhafte“ Diskriminierung.

Der Verein zur Bekämpfung chronischer Infektionskrankheiten e.V. fordert:

- Meldepflicht für Borreliose und für alle Rickettsien Infektionen in der ganzen BRD und Aufnahme in das Infektionsschutzgesetz.
- Bereitstellung von Mitteln für infektiologische Forschung in Bezug auf Borreliose, Rickettsiose, Borna-Virus, Babesiose und andere wenig bekannte Infektionserkrankungen.
- Infektiologische laufende Fortbildung für die approbierten Ärzte und längere Pflichtausbildung für die Medizinstudenten im Fachbereich Infektiologie. Diese müssen in die Lage versetzt werden, Infektionserkrankungen zu erkennen und entsprechend zu behandeln.
- Die Kriterien für die o.g. Krankheitsbilder müssen überarbeitet und dem jetzigen Wissensstand angepasst werden. Die Referenzzentren müssen zu diesem Zweck mit neuen Mitteln, mit Informationen und mit neuen Ärzten ausgestattet werden, so dass diese in der Lage sein werden, den neuen Entwicklungen zu folgen.
- Insbesondere müssen Leitlinien zur Borreliose und ihren Krankheitsmanifestationen entwickelt werden.

- Das Gleiche gilt für die Rickettsien Infektion und für andere wenig bekannte Infektionserkrankungen unter Anerkennung der chronischen Verläufe bei Rickettsiose und Borreliose.
- Weiterhin fordert der VBCI e.V. die Aufnahme des Microagglutinationstests von Giroud/Jadin für Rickettsien als Standardtest für die Anerkennung der Rickettsien Infektionen und eine einheitliche Vorgehensweise in Bezug auf die Untersuchung von Borrelien Infektionen, gemäß den Forderungen der Selbsthilfegruppen.

Insgesamt fordert der VBCI e.V. die Anerkennung des Krankheitsbildes der Multisystemischen Chronischen Infektionserkrankungen unter Einbeziehung aller Erregergruppen als lebensbedrohlicher Zustand und die Anerkennung der chronischen Borreliose und chronischen Rickettsiose als invalidierende Krankheiten, die lebensbedrohlich sein können mit Anspruch auf die Ausschöpfung der gesetzlichen Möglichkeiten zum Off-Label, Anspruch auf eine Erwerbsunfähigkeitsrente und Anerkennung der Erkrankten als Schwerbehinderte. Diese werden heute nur nach vielen Jahren Kampf vor Gerichten eventuell gewährt.

Hinzuzufügen ist, dass Kranke aufgrund des schwierig zu diagnostizierenden und schwer zu behandelnden Krankheitsbildes und aufgrund der fehlenden Strukturen im Gesundheitswesen in die Armut getrieben werden. Sehr viele von Ihnen werden im Verlaufe der Erkrankung Hartz IV Empfänger, nachdem Arbeitsverhältnisse und familiäre Bindungen sowie das soziale Umfeld bereits zerstört sind.

Sämtliche hier geforderte Maßnahmen müssen entsprechend der Situation der Betroffenen und der neuesten Erkenntnisse aktualisiert, präzisiert und im Detail ausgearbeitet werden.
Für die Patienten, die bereits erkrankt sind, ist in unseren Augen nur der Weg der Anerkennung der faktischen Diskriminierung offen. Zu diesem Zweck und um den politischen und moralischen Druck auf die Gremien zu forcieren, bereitet der VBCI e.V. eine Beschwerde vor der Europäischen Kommission für Menschenrechte vor.

Das erste Ziel der Beschwerde vor der EU-Kommission ist, dass jeder falsch Behandelte, jeder zu spät Behandelte oder gar nicht behandelte Kranke ein Recht auf Schadensersatz und Rehabilitation erhält. Das zweite Ziel ist, dass die Bundesrepublik Deutschland gezwungen wird, ihr Gesundheitssystem zugunsten von Infektionskranken zu verändern.

Zur Initiierung dieser für Tausende Betroffener letztendlich lebenswichtigen Entscheidung braucht der VBCI Patientenunterlagen, Krankheitsgeschichten und die Mithilfe möglichst vieler Menschen. Diese müssen mit den von uns hier beigefügten und von den Betroffenen ausgefüllten Beschwerdebögen sich an den VBCI e.V. wenden. Die entstehenden Verfahrenskosten müssen aber von jedem selbst getragen werden. Der VBCI e.V. wird versuchen, Menschen, die nicht vermögend sind, zu helfen. Zu diesem Zweck wird der VBCI e.V. einen Spendenaufruf öffentlich initiieren.
Die Selbsthilfegruppen, die seit Jahrzehnten einzeln und gemeinsam für die Anerkennung der Krankheitsmanifestationen kämpfen, sind ganz besonders zur Mitwirkung aufgefordert. Selbsthilfegruppen verfügen über oftmals weitreichende Kenntnisse der aktuellen Forschung auf infektiologischer und patientenrechtlicher Ebene. Veränderungen im Sinne einer Anerkennung des Krankheitsbildes und seiner therapeutische Besonderheiten, Ausweitung des IFG, Ausbau der Referenzzentren und der Anerkennungskriterien sind die kleinsten gemeinsamen Ziele auf diesem wichtigen Weg. Ohne an diesem Ort die Ziele und Herangehensweisen einzelner Gruppen gegeneinander stellen zu wollen, muss gesagt werden, dass das Ziel der allgemeinen Anerkennung der Krankheit für alle im Vordergrund stehen sollte.

Um diesen Schritt erfolgreich zu gehen, braucht der VBCI e.V. jede mögliche Hilfe. Wenn mindestens 2000 Patienten die Initiative unterstützen, sind alle einen großen Schritt vorangekommen. Nur ein klares Votum der Betroffenen kann den nötigen Druck auf die Politik erzeugen. Und die Bundesrepublik muss den Unterzeichnenden des hier beigefügten Fragebogens um so mehr entgegen kommen, wenn deutlich wird, dass die Selbsthilfegruppen und die unabhängigen Vereine im Bezug auf diese Aktion gemeinsam vorgehen.

Der VBCI e.V. protestiert weiterhin gegen die Diskriminierung der Erkrankten als Faulenzer, Drückeberger, Psychosomatiker, Psychopaten usw durch BFA, Ärzte, durch falsche Gutachten unter anderem von Psychiatern. Der VBCI e.V. fordert Gerechtigkeit für die Eltern von kranken Kindern, die heute vom politischen System unter einem ungeheuren Druck gesetzt werden, denen der Sorgerechtentzug droht oder denen dieses Recht bereits entzogen worden ist. Insbesondere unterstützt der VBCI e.V. die Forderung nach Freilassung von Aeneas Heller und die Rückkehr in seine Familie. Dem Kind sollte die Möglichkeit gewährt werden, eine adäquate medizinische Therapie zu bekommen und Schadensersatz für das Kind und seine Mutter gezahlt werden. Weiterhin fordert der VBCI e.V. jede mögliche Hilfe und Unterstützung für alle Eltern von kranken Kindern und auch für alle kranken Eltern.

VIII. Ein Mediziner in der Rechtsfalle. Das Schicksal des Borreliose Spezialisten Dr. med. Joachim Ledwoch, Internist aus Hannover. Berufsverbot und Gefängnishaft als Belohnung für einen gewissenhaften Arzt.

Seine Offenheit gegenüber der Welt, seine Lebensfreude sowie auch die Tatsache, dass er Erfolg als Arzt hatte und unter seinen Patienten sehr beliebt war, wurden ihm zum Verhängnis.
Seine Patienten waren in der ganzen Welt verstreut und kamen nach Deutschland, um sich von ihm behandeln zu lassen. Er hatte sich ein großes Renommée als Borreliose-Arzt verdient und hatte eine Schwäche für soziale Gerechtigkeit. Trotzdem war er vermögend und machte daraus kein Hehl. Einige Leute entwickelten sozialen Neid gegenüber diesem Mann, der so frei, friedlich und erfolgreich lebte.
Vielleicht war genau dieser soziale Neid von oben und unten die Ursache der Vernichtungskampagne, die gegen ihn initiiert wurde. Aus unerklärlichen Gründen fingen seine Gegner an, ihn in ein Spinnennetz aus falschen Anschuldigungen, Lügen und Denunziationen zu verstricken. Daraufhin verlor er sein ganzes Vermögen, aber nicht sich selbst und sein Rechtsbewusstsein. Der Schaden, den im Zuge dieser Hetzkampagne ihm zugefügt wurde, ist unermesslich und traf Ledwoch privat und als Arzt sehr hart. Plötzlich musste er selbst um Hilfe bitten, anstatt Anderen helfen zu können.

Dr. Ledwoch verlor auf einen Schlag alles, was er sich in seinem Leben erarbeitet hatte. Der Arzt verlor seine Arbeit, seine Lebensgrundlage und wurde gezwungen, sich gegen Attacken zu wehren, von denen er nicht im geringsten Ahnung hatte, unter anderem einer gegen ihn hetzenden Presse.
Er wurde wie ein politischer Häftling behandelt. Mit der Härte, mit der Dr. Ledwoch im Gefängnis behandelt wurde, werden in diesem Lande sonst Terroristen oder Schwerverbrecher behandelt. Aber er war weder ein Terrorist noch gehörte er zu einer Mafia-ähnlichen Organisation. Was dann? Warum ist die deutsche Justiz gegen Dr. Joachim Ledwoch so hart vorgegangen?
War er plötzlich so wichtig, weil er Patienten zu Recht und höchst professionell behandelt hatte, die nach dem „Rechtsstaatsbewusstsein“

unseres medizinischen Systems hätten nicht behandelt werden dürfen und weil er für diese ungeheure Tat, „Patienten zu behandeln, die offensichtlich an Chronischen Infektionen litten", rechtmäßig sein Geld verdient hatte und sich bei Kassenpatienten von den gesetzlichen Kassen hatte zahlen lassen?

Das Gespräch mit Dr. Ledwoch, das wir mit ihm gehalten haben stammt aus der Zeit kurz nach seiner Entlassung und schildert die Lage so wie sie damals war. Dr. Ledwoch ist inzwischen frei gesprochen worden und das ihm auferlegte Berufsverbot wurde aufgehoben. Heute hat Dr. Ledwoch einen Neuanfang geschafft und will voraussichtlich noch im Jahre 2007 wieder eine Praxis eröffnen, um dort als Arzt für seine Patienten zu wirken

Offen bleibt die Frage, was diese Episode zu lehren hat. Wird die Krankheit als Manipulationsobjekt benutzt? Welche Rolle spielen hier die Gesundheitsträger?

T.:
Dr. Ledwoch Seit wann arbeiten Sie im Bereich Infektiologie?

Dr.Ledwoch:
Seit ungefähr sechs Jahren. Dies hat sich zufällig ergeben, da ich einige Patienten aus Selbsthilfegruppen erfolgreich behandelt hatte und so kamen immer mehr Menschen zu mir aus ganz Deutschland und auch aus dem europäischen Ausland. Inzwischen habe ich auch Patienten aus Kanada mit Borreliose.

T.:
Welche Erfahrung haben Sie mit Borreliose Patienten? Mit welchen Problemen wurden Sie konfrontiert?

Dr.Ledwoch:
Die Erfahrungen zeigen, dass sie häufig von Arzt zu Arzt gewandert sind, die Krankheit aber nicht erkannt wurde, es gab Patienten die fehlgeleitet wurden, die unverstanden blieben und Hilfe suchten und die sich jetzt freuen, endlich Hilfe bekommen zu haben. Ein Groß-

teil der Patienten litt angeblich „unter Rheuma". Da sehr viele Autoimmunkrankheiten aus Infektionen entstehen, ist häufig so eine Infektion der Auslöser oder die bedingende Schmerzursache, wenn Rheuma diagnostiziert wird. Die Krankenkassen wollen das nicht wahrhaben, es wird einem vorgeworfen, die Nebendiagnosen, etwa Herzinsuffizienz als Begleiterscheinung von einer chronischen Infektion in fälschender Absicht zu benutzen, um „heimlich" Borreliose Patienten in betrügerischer Absicht zu behandeln, so stellen es die Kassen jedenfalls hin, anstatt anzuerkennen, dass viele Erkrankungen in einem größeren Zusammenhang stehen.

T.:
Wie sehen sie die Rolle der Politik im Bezug auf Borreliose und benachbarte Chronische Infektionen?

Dr. Ledwoch:
Ich sehe das so, dass versucht wird, das nicht zu dramatisieren, man versucht, aus Kostengründen, „den Ball flach zu halten". Das heißt man möchte nicht, dass publik wird, dass es so viele chronisch Erkrankte durch Infektionen gibt. Möglicherweise spielt auch die Pharmaindustrie da eine Rolle, die ein Interesse haben könnte, chronisch Kranke zu „erzeugen", um später über Jahrzehnte teure Medikamente absetzen zu können. Die Borreliose eignet sich dazu ideal, um chronisch Kranke zu produzieren, ohne dass diese merken, warum sie wirklich erkrankt sind.

T.:
Sie haben in diesem Zusammenhang sehr unangenehme Erfahrungen gemacht. Wollen Sie uns diese schildern?

Dr. Ledwoch:
Meine Probleme gehen auf das Jahr 2001/02 zurück. Ich hatte damals bereits Borreliose Patienten aus ganz Deutschland und hatte auch einige Klinikbetten, wo ich Leute stationär und ambulant behandelt habe. Dabei waren die stationären Patienten, in der Regel ambulante Therapieversager, wo dann eine intensivere stationäre Therapie mit dreimal täglicher Antibiotikagabe erst geholfen hat, manchmal muss-

ten auch diese Therapien wiederholt werden. Diesen Patienten ging es dann erst besser.
Das Problem ergab sich daraus, dass ich auch Kassenpatienten der AOK Bayern oder auch aus Berlin in Niedersachsen behandelte. Diese Fälle musste die AOK Niedersachsen bezahlen, das wollte die AOK aber nicht einsehen, weil die Patienten ja ihre Beiträge an die AOK Bayern bezahlten und die Kosten in Niedersachsen entstanden sind. So bekam ich zunächst Ärger mit der AOK.
In Niedersachsen gibt es für Hannover eine so genannte „Taskforce", ein spezielles Einsatzkommando, das wegen „Ärztebetrug" ermittelt. Deren Sonderermittler, ein Herr Scherler hat es mir dann sehr schwer gemacht.
Im Jahre 2002 hat Herr Scherler die Klinik so unter Druck gesetzt mit der Behauptung, die Klinik würde ihr Budget für das Jahr nur dann erhalten, wenn ich gehe. Zunächst hat die Klinik mir daraufhin die Betten gekündigt. Ich erhielt keine Ersatzbetten in Hannover, weil dort eine negative Pressekampagne lief. Ich habe dann versucht, mit der Einrichtung einer privaten Klinik weiter am Ball zu bleiben, was mir aber bis jetzt nicht gelungen ist. Die Folgen dieser Aktion waren auch wirtschaftlich schwerwiegend, denn auf die Kündigung der Klinikbetten erfolgte die Kündigung von Bankkrediten.

Das erfolgte aufgrund der schlechten Berichterstattung seitens der Presse. Diese negative Pressekampagne wurde von Herrn Scherler und Herrn Mankopf initiiert. Meine stationäre Klientel mit Borreliose Patienten machte Gott sei dank nur etwa 10 % der Gesamtbelegung aus. Trotzdem, da ich -außer mir- fünf angestellte Ärzte und 50 weitere Beschäftigte hatte, kam ich schnell in finanzielle Schieflage. Die Zahlungen, die mir von den Kassen her zustanden, gingen in dieser Zeit direkt an die Banken, so dass ich meinen laufenden Betrieb allein durch ausländische Patienten finanzieren musste. Ich habe damals insgesamt rund 3000 Patienten, vor allem aus Amerika gehabt, die auch bar in Dollar zahlten, damit konnte ich zunächst wenigstens den Praxisbetrieb weiterführen.
Nachdem ich die Klinikbetten verloren hatte, habe ich ein Streitgespräch mit Herrn Scherler gehabt, in dem er mir gegenüber auf meine Vorwürfe hin äußerte, er werde mich „fertig machen". Dazu fo-

tografierte er unter anderem mein Haus und mein Auto, und versuchte mich bei einer verbalen Auseinandersetzung einzuschüchtern, ich sollte mich rechtfertigen und musste erklären, wie ich dazu käme, dieses zu besitzen. Ich habe diese Argumente entkräften können, da ich ja nicht nur AOK Patienten hatte. Schließlich wurden 22 von insgesamt 700 stationären Patienten der letzten 1 ½ Jahre durch den medizinischen Dienst Hannover begutachtet. Dieses Gutachten ergab, dass die 22 Patienten mit eigentlich genehmigten stationären Therapien hätten auch ambulant betreut werden können. Man hat das Ergebnis dann einfach hochgerechnet und es ergab sich bei 700 „angeblich falsch" behandelten Patienten ein Schaden von 2 Millionen Euro, da jede Behandlung mit 3.000 Euro abgerechnet wurde. Das wurde als Abrechnungsbetrug dargestellt. Dieses dubiose Verfahren konnte zunächst von einer Staatsanwältin niedergeschlagen werden, schließlich hatte ich insgesamt 11.000 ambulante Borreliose Patienten und darunter nur 700 stationäre Fälle.
Ein Jahr später zog ein anderer Staatsanwalt Mankopf diesen Fall an sich und rollte ihn neu auf. Dieser Herr ist zusammen mit Herrn Scherler von der AOK Autor eines Buches über so genannten Ärztebetrug.
Aufgrund dieses Verfahrens wurde ich Anfang des Jahres 2006 verhaftet. Dazu benutzte man 11 Anklagepunkte, darunter anonyme Anzeigen ehemaliger Mitarbeiter mit abwegigen Beschuldigungen, angeblich hätte ich Piloten zur Begutachtung nicht untersucht.

Ich arbeitete auch als Fliegerarzt, ich hätte Gefälligkeitsbescheinigungen ausgestellt, außerdem wurde behauptet, ich hätte Geld nicht versteuert, hätte Deals mit Apotheken gemacht. Alle diese Punkte erwiesen sich als haltlos.

2005 wurde mir von der AOK ein vorläufiges Insolvenzverfahren angehängt, gegen das ich zwar erfolgreich klagen konnte. Allerdings hatte der Insolvenzverwalter sich erst einmal 63.000 Euro auf sein Konto überweisen lassen, die ich mir jetzt zurückklagen muss.
Jetzt geht es aber weiter: Man erreichte durch Mauschelei mit dem Staatsanwalt, dass ich inhaftiert wurde und noch in der Haft erhielt ich erneut einen Insolvenzantrag in Höhe von 7.140,00 Euro von

der AOK. Dagegen gehe ich zur Zeit vor. Acht von elf Anklagepunkten mussten fallen gelassen werden.
Die Folge ist aber, dass ich zur Zeit nicht selbstständig arbeiten darf und dass ich keine Borreliose Patienten mehr behandeln darf.
Das entspricht faktisch einem Berufsverbot. Ich darf nur noch Privatpatienten annehmen und darf keine Borreliose mehr behandeln, ganz abgesehen davon, dass das als angestellter Arzt für mich auch finanziell nicht lukrativ ist.
Mein Wunsch ist es, wieder frei als Arzt arbeiten zu können. Ich habe mich dabei nie geschont, habe 14 und mehr Stunden täglich gearbeitet.In meiner Praxis haben wir in drei Schichten rund um die Uhr gearbeitet, mir hat das immer Spaß gemacht.

T.:
Was würden Sie vorschlagen, damit es mit der Behandlung von Patienten mit chronischen Infektionen weitergeht?

Dr. Ledwoch:
Vor einiger Zeit sah es noch recht günstig aus: Ich sollte sogar ein Referenzzentrum für Borreliose erhalten und war erster Vorsitzender des Bundesverbandes Borreliose behandelnder Ärzte. Die landespolitischen Stellen wollten mich fördern und diese Arbeit weiter unterstützen. Lediglich die Macht der Kassen gemeinsam mit dem Staatsanwalt hat das verhindert. Ich denke, es muss mehr Bewusstsein geschaffen werden für solche Patienten, dass mehr getan wird um zu erkennen, dass es letzten Endes sogar billiger ist, die Krankheit direkt richtig zu behandeln und zusätzliche Folgekosten und Invaliditäten zu verhindern.

T.:
Was ist ihrer Meinung nach mit dem heutigen System als Basis zu erreichen?

Dr. Ledwoch:
Ich denke, dass das System zu rigide ist und dass es sehr schwer sein dürfte, etwas zu erreichen. Die Pharmaindustrie hat zu viel Macht.

Jemand, der initiativ wird, wird vom System mundtot gemacht. Ich habe folgendes erlebt: Die Ehefrau eines Patienten, die Landtagsabgeordnete war, wollte mich fördern, weil ich ihren Mann, der auch Borreliose Patient war, vor einer schwierigen Knieoperation gerettet hatte. Sie wurde massiv unter Druck gesetzt, das zu unterlassen.

T.:
Wie sehen sie die Positionen der Krankenkassen und der BFA in diesem gesellschaftlichen Spannungsfeld?

Dr. Ledwoch:
Die Kassen legen offensichtlich keinen Wert auf richtige Behandlung. Möglicherweise gibt es ja Querverbindungen zur pharmazeutischen Industrie oder es werden primär die Kosten gescheut. Ich halte das für ein Politikum.
Man will nicht, dass diese Erkrankung die Aufmerksamkeit erhält, die sie verdient.

T.:
Wie Sind Ihre Beziehungen mit der Pharma Industrie?

Dr. Ledwoch:
Tatsächlich sollte ich mich in einer Gastwirtschaft in Süddeutschland mit Vertretern namhafter Pharmakonzerne einigen, dass ich keine Borreliose mehr behandeln solle. Ich könnte dann mit größeren Geldsummen rechnen in Millionen Höhe! Man schlug mir vor, in Südafrika weiter zu behandeln, aber keine deutschen Patienten.
Man erwähnte, dass seit sechs Jahren Forschungen laufen für einen Impfstoff gegen Borreliose, man würde bereits mögliche Vorgehensweisen für Impfkampagnen durchspielen. Das sei ein Projekt mit riesigen Geldsummen. Von mir wurde lediglich erwartet, nicht mehr in Deutschland zu behandeln. Es handelt sich um ein Riesengeschäft und ich wurde offensichtlich nur als ein Störfaktor gesehen.

T.:
Halten sie einen Impferfolg für wahrscheinlich?

Dr. Ledwoch:
Das Problem ist, dass ein Impfstoff für alle Borrelien Stämme zugleich gefunden werden müsste, ein Impfstoff der auch gegen Co- Infektionen hilft, daran sind Versuche in den USA gescheitert. Es gab sogar Fälle, in denen versteckte Infektionen durch die Impfung erst aktiviert wurden, das habe ich erlebt. Bei Patienten mit bereits geschwächtem Immunsystem machte die Impfung sie erst recht krank. Wichtig ist in allen Fällen erst genau zu testen, bevor man zu impfen beginnt.

Die Pharma Industrie hat, glaube ich, kein großes Interesse an der Behandlung von Chronischen Infektionen, weil damit kein großes Geschäft zu machen ist. Bei der Behandlung von Borreliose handelt sich ja meist um bekannte Antibiotika. Es könnte höchstens lukrativ sein, eine Situation aufrechtzuerhalten, in der chronisch Kranke lange abhängig von teuren Medikamenten bleiben.

T.:
Wie würden sie Ihren Kampf um rechtliche Anerkennung für die Behandlung von Borreliose zusammenfassen?

Dr. Ledwoch:
Ich kenne die Krankheit und habe mich vor allem mit MS und Borreliose beschäftigt. Oft haben Patienten, die als MS-Kranke eingestuft werden, in Wirklichkeit Borreliose. Ein Patient, der 5 Jahre lang gegen MS behandelt wurde, konnte nach sechs Wochen Therapie seinen Rollstuhl bei mir lassen und ohne ihn nach Hause fliegen.

T.:
Diese Erfolge machen Ihnen Mut, weiterzukämpfen. Können sie erklären, warum das medizinische System gegen Borreliose eingestellt ist?

Dr. Ledwoch:
Viele Vertreter scheuen sich, haben Angst vor Repressalien. Die politische Stimmung ist dagegen und viele Ärzte haben nicht den Mut, öffentlich gegen die Krankenkassen vorzugehen. Außerdem sind die Ärzte sehr wenig über Infektiologie geschult. In den Fortbildungen

für Ärzte werden Borreliose und die benachbarten Infektionen ja leider auch minimiert und diese Krankheiten marginalisiert. Ferner besteht zu wenig Interesse bei den Universitäten und das Fach wird sehr an den Rand gedrängt und oft schlichtweg schlecht repräsentiert. Es scheint auch als Ausbildungsziel wenig lukrativ zu sein.

Selbst in Hamburg ist das Tropenmedizinische Institut nicht einmal in der Lage eine Borreliose einwandfrei zu diagnostizieren. Die Referenzzentren wie das Robert Koch Institut oder das Pettenkofer Institut haben keine wirkliche Kompetenz. Hier wird nur der politische Wille in der medizinischen Forschung untermauert. Es werden offensichtlich viel zu niedrige Referenzwerte erreicht, wenn zum Beispiel von 20 Neuerkrankungen pro Jahr die Rede ist.

T.:
Werden denn die Beweise für den Ernst und den Umfang der Erkrankungen dort nicht gesehen?

Dr. Ledwoch:
Das Problem ist das gesellschaftliche Problem der Umsetzung.

T.:
Wie sieht es in anderen Ländern aus? Sie haben ja auch in Kuba gearbeitet?

Dr. Ledwoch:
In Kuba gab und gibt es bis heute natürlich viel weniger Mittel. Am Anfang hatten wir nur einen Pappkarton mit abgelaufenen Medikamenten, aber die Entwicklung, besonders in der Naturheilkunde, geht schnell voran. Seit vielen Jahren betreue ich dort auch MS - Patienten, denen ich mit meinen Therapien helfen konnte. Zur Zeit plane ich, mit kubanischen Kollegen ein Buch über Akupunktur. Letztendlich möchte ich wieder Borreliose behandeln und als Arzt meine Freiheit haben - jenseits von politischen Zwängen, auch wenn ich ins Ausland gehen müsste.

IX. Dr. med. Julius Hellenthal: Ein deutscher Borreliose Arzt auf der Flucht.

Dr. med. Julius Hellenthal hat Mitte Mai 2007 nach abenteuerlichen Konfrontationen mit der bayerischen Justiz Deutschland verlassen. Er hat sich nach Mittelamerika abgesetzt und will nicht mehr nach Deutschland zurückkehren.
In einem telefonischen Gespräch mit der Redaktion bestätigte er, in seinem Wohnort Günzburg mehreren Anschlägen entgangen und enormem Druck ausgesetzt worden zu sein, was ihn schließlich veranlasst habe, Deutschland zu verlassen.

Die Augsburger Zeitung /Lokalteil Günzburg hat in einem redaktionellen Beitrag, der am 06.Juni 2007 erschienen ist, berichtet, dass gegen Dr. Hellenthal sowohl die Steuerfahnder des Finanzamtes, als auch die Augsburger Schwerpunktstaatsanwaltschaft „Wirtschaftskriminalität" wegen des Verdachts der Steuerhinterziehung, sowie der Staatsanwalt wegen möglicher Verstöße gegen das Arzneimittelgesetz ermitteln.

Was Dr. Hellenthal uns erzählte, stimmt in den Fakten überein mit der von der Augsburger Zeitung veröffentlichten Version.

Dr. Hellenthal erklärte die gegen ihn erhobenen Vorwurfe als nicht wahrheitsgemäß und vermutet eine Rufmordkampagne gegen ihn.

Die gegen ihn erhobenen Anschuldigungen gehen von „Steuerhinterziehung bis hin zu einer unrechtmäßigen Behandlung von Patienten mit Borreliose", die er angeblich als Augenarzt nicht hätte behandeln dürfen. Da das Verfahren schwebend ist, kann die Redaktion zum gegebenen Zeitpunkt nicht mehr darüber berichten.

Dr. Hellenthal bestätigte der Redaktion, Deutschland fluchtartig über die Schweiz verlassen zu haben, nachdem man seine Konten gesperrt hatte und weil er fürchtete, die Ereignisse hätten weitere persönliche Konsequenzen für die Unversehrtheit seines Lebens haben können.

Seine Aussagen wurden von der Redaktion auf Band aufgenommen und soweit möglich im Wortlaut veröffentlicht.

Nach Dr. Hellenthal sollen die wahren Gründe für das, was geschehen ist, folgende sein:

Sowohl bei der Ärzte Kammer als auch bei der Kassenärztlichen Vereinigung habe er keine Freunde. Er habe vielmehr vier Prozesse gegen die o.g. Akteure geführt. Bei einem dieser Prozesse hatte er den Obersten Richter des Bayerischen Sozialgerichtes wegen Unterschlagung von Akten angezeigt.
Das Geschehene hätte die Atmosphäre vergiftet. Man würde ihn auch deswegen nicht mögen und hätte ihm auch schriftlich mitgeteilt, er solle sich nur um Augenkrankheiten kümmern. Dr. Hellenthal hielt diese Beschränkung für nicht gerechtfertigt, zum einen, weil er als approbierter Arzt alle Patienten privat behandeln dürfe und zum anderen habe er systemisch erkrankte Patienten behandelt, bei denen u.a. auch Augenprobleme in einem Gesamtkomplex vorhanden waren, aber nicht nur solche.

X. Die Botschaft dieses Buches

In ihrem ersten Buch „Zeckenbiss und dann …“ hatte die Autorin dargelegt, dass es Uneinigkeit über die Einstufung und Behandlung von Chronischen Infektionen gibt. Die Diskrepanz zwischen den vorhandenen wissenschaftlichen Erkenntnissen und dem, was als Therapie beim Patienten tatsächlich Anwendung findet, wird immer größer. Da infolgedessen der Patient oft keine Antworten erhält, die zufriedenstellend sind, macht er sich selbst auf die Suche nach der Wahrheit.
Im Ratgeberbuch wurde diese **Suche nach der Wahrheit** als Konzept dargestellt: Wie ist der mögliche Verlauf von Infektionen, welche Diagnosewege stehen für die Rickettsien und Borrelien Infektionen und für andere wenig beachtete Infektionen zur Verfügung? Wie ist es möglich, den eindeutigen Nachweis der Rickettsien und Borrelien Infektion zu erbringen?

Als extrem wichtig wurde in dieser Hinsicht die Möglichkeit der Ausschlussdiagnose dargestellt, die allein die Gesamtheit der Infektionskrankheiten berücksichtigt. Schließlich wurde betont, dass die Diagnose aller Infektionen und nicht nur von einem Teil von Ihnen wichtig ist, weil die Therapie den Gesamtzustand des Patienten berücksichtigen muss. Die Wege zur Diagnose von Borreliose wurden ebenso dargestellt wie die unterschiedlichen Testverfahren.

Es bleibt das Problem bestehen, dass der Nachweis der Erkrankung selbst zu erbringen ist. Dabei muss neben der richtigen Labordiagnostik auch die klinische Symptomatik in die Diagnose einfließen. In einigen Fällen ist ausschließlich eine klinische Diagnose möglich.

Das vorliegende Buch **„SPÄT ERKANNT UND TROTZDEM HEILBAR/BORRELIOSE/ Hintergründe und Zusammenhänge eines Krankheitsbildes“** hat die Frage nach der ethischen Verantwortung in der medizinischen Diskussion und den daraus folgenden medizinischen Aspekten der Krankheit aufgeworfen. Wo liegt die ethische Verantwortung, wer trägt die Verantwortung für die Desinformation, falsche Behandlung oder Nichtbehandlung, für Diffamierung, Erwerbsunfähigkeit und schließlich den Tod von Patienten? Wo sollte unsere Gesellschaft anfangen, umzudenken und in welche Richtung sollte der Weg gehen?

Um diese Fragen zu beantworten, hat die Autorin Friedhelm Hengsbach interviewt. Professor Hengsbach lehrt Wirtschafts- und Gesellschaftsethik an der philosophisch-theologischen Hochschule Sankt Georgen in Frankfurt und ist Leiter des Oswald von Nell-Breuning- Instituts. Er hat in der Vergangenheit bereits zu den Themen wie Hartz IV oder der Reform des Gesundheitssystems kritisch Stellung genommen und seinen Standpunkt medienwirksam vertreten. Der katholische Professor hat dabei ein ausgeprägtes Bewusstsein für Gerechtigkeit und soziale Missstände gezeigt. Die ungelösten ethischen Fragen stellen sich mehr und mehr als eine Bedrohung für die Gesellschaft dar: Einsamkeit, Angst vor Denunziation und vor sozialer Ächtung sind die Begleiterscheinungen vieler Krankheitsgeschichten im Sinne von Patientenbiografien.

Im ersten Buch hatte die Autorin den Verein VBCI e.V. vorgestellt und die grundlegende Anerkennung der Infektionen als schwieriges, aber behandelbares Krankheitsbild als Ziel formuliert. Die Autorin hat im ersten Buch die Ausgrenzung der Betroffenen aus allen Lebensbereichen: Arbeitsleben medizinischem System, Versorgungssystem, aus Familie und dem normalen Beziehungsleben beschrieben.
Die Infektionswege, die medizinische Geschichte, die Diagnose und Therapiemöglichkeiten hat die Autorin erläutert.

Die Frage nach der rechtlichen Situation der Patienten darf nicht vernachlässigt werden. Schon ein Kapitel des ersten Ratgeberbuches war dem Patientenrecht gewidmet.

Im zweiten Buch hat die Autorin die rechtlichen Aspekte ausführlicher thematisiert; Insbesondere hat sie als wichtigen Teilaspekt das neue Infektionsschutzgesetz mit dem alten Bundesseuchengesetz verglichen und versucht herauszufiltern, welche Nachteile für Patienten mit dem neuen Gesetz verbunden sind. Weiterhin hat sie das Problem des Off-Label-Gebrauchs von Therapien und dessen Voraussetzungen erörtert, sowie juristische und politische Wege der gezielten Forderungen von Patienten an das medizinische System in Erwägung gezogen.

Eine vom VBCI e.V. zu initiierende Beschwerde bei der EU-Kommission für Menschenrechte wegen Diskriminierung als Kranke und deren Voraussetzungen und mögliche Folgen für die Betroffenen wurden ebenfalls erläutert.

Dafür benötigt der VBCI e.V. die Mitwirkung vieler Betroffener, die sich aufgrund ihrer Krankheitsgeschichte vom medizinischen System diskriminiert fühlen und die etwas dagegen tun wollen.

Der Erfahrungsbericht von Dr. Joachim Ledwoch hat gezeigt, wie ein nicht konformistischer Arzt vom medizinischen System bedroht und ausgegrenzt wurde. Weiterhin haben die Ereignisse um Dr. Julius Hellenthal einen weiteren Nachweis erbracht, wie schwer infektiologisch denkende Ärzte es in Deutschland haben und dass sie sogar um ihr Leben fürchten müssen wenn sie sich nicht systemkonform verhalten.

Darüber hinaus hat die Autorin weitere Infektionskrankheiten wie Borna- Virus und Mikrokokken- Infektionen behandelt und Therapieverfahren wie das IPT (Insulin–Potenziertes-Therapieverfahren) für Infektionen und Krebs dargestellt: In diesem Zusammenhang hat sie ein Interview mit Frau Dr.med. Desanka Petricevic-Riedl /München geführt.
Schließlich hat sie die niedrig dosierte Arsentherapie von Dr. Walter Tarello vorgestellt und damit den Einblick in Zusammenhänge zwischen Infektionen und Krebs vertieft.

Besonders hat dieses Buch das Augenmerk auf den Zusammenhang zwischen Krebserkrankungen und Infektionen gerichtet und über die Möglichkeiten des Einsatzes einer infektiologischen Therapie für Krebspatienten nachgedacht.

Das Thema Borna-Virus und Depressionen als mögliche Folge ist auch in einem besonderen Kapitel dargestellt worden.

Jetzt am Ende des Buches, nach der ethischen, juristischen und medizinischen Auseinandersetzung ist es möglich, eine Bilanz zu ziehen. Ein Ziel des Buches ist erstens, dass die Patienten sich bewusst werden, welche Macht sie besitzen und wie sie davon Gebrauch machen und ihre Rechte einfordern können. Zweitens, dass der Kampf um die Behandlung von Infektionskrankheiten mit dem Kampf um soziale und politische Rechte, mit dem Kampf um ein demokratisches System einhergeht.
Die Forderung des VBCI e.V. ist daher, dass grundlegende Aspekte des Gesundheitswesens wie Infektionskrankheiten aus dem globalen Profitsystem ausgeklammert werden.

Daraus würde folgen, dass Infektionskrankheiten behandelt werden würden, auch wenn einige Sparten der Medizin darunter leiden mussten, weil Menschen, die sich in der Vergangenheit chirurgischen Eingriffen und nicht- kausalen Therapien unterzogen haben, diese nicht mehr brauchen würden. Wenn auch einige Sparten des medizinischen Systems wie chirurgische Eingriffe am Herzen und Gefäßen, sowie rheumatologische Behandlungen nicht mehr notwendig wären, würde man dafür an Lebensfreude und Gesundheit viel gewinnen. Daraus würden sich neue Wege für gesundes Wachstum in einem neuen gesunden System für uns alle eröffnen.

Ein Beispiel dafür bietet die Herzinfarkttherapie: Diese besteht aus dem Legen von Bypässen, aus der Ballondilatation oder aus dem Implantieren von Stents. Eine Bypass-OP kostet 20.000 Euro bis 30.000 Euro und löst das Problem nicht in seiner Gesamtheit. Da die bakterielle Ursache nicht gelöst ist, kann es zu weiteren hochgradigen Verengungen der zuvor mühselig erweiterten oder gelegten Umgebungsgefäßen kommen mit der Notwendigkeit weiterer OPs. 12% der Patienten sterben infolge der Operationen oder an Herzversagen. Bei der Ballondilatation beläuft sich das Tödlichkeitsrisiko auf ca. 2%.
Dagegen bietet eine kausale Therapie mit Antibiotika neben dem evident niedrigeren Kostenfaktor auch den enormen Vorteil, dass die Beseitigung der bakteriellen Ursache des Herzinfarktes erfolgt. Die Kosten für diese zweite Variante belaufen sich auf einige Tau-

send Euro. Zumal wurde in Wiesbaden beim Deutschen Internistenkongress im Jahre 1997, eine medizinische Überraschung des Jahrhunderts kundgegeben: Der Herzinfarkt und der Hirninfarkt haben bakterielle Ursachen. Chlamydien scheinen die Ursache Nr. 1 zu sein. Chlamydien und andere Rickettsienarten sind gefäßschädigend und für das Zugehen der Arterien verantwortlich. Wie im ersten Buch „Zeckenbiss und dann“ beschrieben, sind diese auch durch sexuellen Verkehr übertragbar.

Unter anderem stellte die Weltgesundheitsorganisation WHO fest, dass 83% aller Krebserkrankungen in Zusammenhang mit Infektionserkrankungen stehen ! (Schlipköter, U.: Lehrbuch der Infektionsepidemiologie).

Als dritte Forderung stellt der VBCI e.V.: Patienten, Ärzte, Forscher müssen sich dessen bewusst werden, dass nur die konsequente Forschung, Diagnose und Therapie von Infektionserkrankungen ein längeres und gesundes Leben bedeuten kann. Gesundheit bedeutet nicht Abwesenheit von Symptomen sondern ein intaktes Immunsystem, das keinen Giften ausgesetzt ist in einer gesunden Umwelt. Ein gesundes Immunsystem kann nur durch den gezielten Einsatz von Antibiotika zusammen mit Immunmodulation aufrechterhalten werden. Unter den Medizinern ist unbestritten, dass keine medizinische Erfindung das Menschenleben so sehr verlängerte, wie die der Antibiotika. Antibiotika verhindern Alzheimer und verlängern insgesamt das Leben, verhindern Krebs.

Ohne eine solidarische Anstrengung aller Betroffenen, aller Ärzte und aller im medizinischen System arbeitenden Menschen kann es keine politische Lösung geben, die auch wieder auf die Medizin zurückwirkt. Eine zeitgemäße Gesundheitspolitik muss sich wieder auf die solidarischen Grundlagen des Versicherungssystems besinnen. Damit wird hier am Ende dieses Buches noch einmal die politische Relevanz der Infektionserkrankungen betont.

XI. Welche Hilfe bietet Ihnen der VBCI e.V.?

Da der VBCI e.V. sich nur aus der eigenen Arbeit mit den Patienten und aus Spenden trägt, ist Solidarität die Grundlage dieser Organisation.

Ziel der Arbeit des VBCI e.V. ist, Gesundheit für Kranke und mit den Kranken zu verwirklichen. Zur Verwirklichung dieses Zieles sind Patienten und Ärzte notwendig, die dieses Ziel gemeinsam mit uns erreichen wollen.

Jeder soll sich dessen bewusst werden, dass eine Genesung möglich ist. Jeder kann mit der Begleitung des VBCI e.V. somit seinen eigenen Weg suchen und finden. Dabei stehen die Infektiologen, mit denen wir zusammenarbeiten, mit Rat und Tat zur Seite. Wie verwirklicht der VBCI e.V. seine Hilfe?

Jeder Patient, der sich an den VBCI e.V. wendet, erhält die Möglichkeit ein Informationsgespräch mit dem Verein durchzuführen. Dieses Gespräch hat das Ziel, die Hilfe, die unser Verein jedem Patienten geben will, richtig zu kanalisieren. Die von uns benötigte Informationspauschale dient dazu, die Arbeit des Vereins aufrechtzuerhalten.

Darüber hinaus ist es notwendig, dass jeder Patient die eigenen Krankheitsunterlagen zur Verfügung stellt. Danach wird ein möglicher Weg vorgeschlagen. Es werden Informationen gegeben, welche Untersuchungen noch notwendig sind und mögliche Therapiewege gezeigt. Nachdem die Ergebnisse aller notwendigen Untersuchungen vorliegen, erhält der Patient eine Therapie entweder von Frau Dr. Jadin selber, wenn diese in Europa ist, oder von anderen mit uns arbeitenden Infektiologen.

Der VBCI e.V. begleitet den Patienten auf dem Weg der Genesung mit Ratschlägen und Hilfe. Patienten, die es wünschen, werden in die Arbeit des Vereins involviert und können die Arbeit des Vereins mitgestalten.

Diese vom VBCI e.V. freiwillig geleistete Arbeit kostet sehr viel Kraft. Deswegen ist jede Anerkennung wichtig und trägt zur weiteren Arbeit bei.

Kranke und Noch- Nicht-Kranke werden nur dann Verbesserungen der schwierigen medizinischen und sozialen Lage erreichen, wenn sie erkannt haben werden, dass man sich wehren muss.

Aus diesem Grund ist die beste Hilfe, die der Verein zur Bekämpfung chronischer Infektionskrankheiten e.V. Ihnen zur Verfügung stellen kann, die Hilfe zur Selbsthilfe. In diesem Sinne wird also für extrem wichtig gehalten, dass Patienten die Beschwerde bei der EU Kommission für Menschenrechte mittragen.

Formular für Patienten: EU Beschwerde

<u>F R A G E B O G E N</u>

Angaben zur Person

Vorname und Name:

Geburtsdatum:

Geburtsort:

Adresse:

Kurze Darstellung des schulischen und beruflichen Werdegangs:

Kurze Darstellung des Verlaufs der Krankheit:

Diskriminierung als Kranke:

Was ist Ihr Krankheitsbild?

Welche Diagnose wurden gestellt?

Wie viele Arztbesuche bei wie vielen Ärzten gab es seit Beginn der Krankheitserscheinungen, bzw. des Krankheitsbildes?

Welche abschließende Diagnose wurde gestellt?

Hatten Sie, Ihrer Meinung nach, Probleme, eine korrekte Diagnose zu bekommen? Ihrer Meinung nach wann? Wie lange hat es gedauert?

Wurde von den Ärzten eine psychische oder psychosomatische Diagnose vorgeschoben?

Nach Feststellung der Diagnose hatten Sie Schwierigkeit, eine adäquate Therapie verordnet zu bekommen?

Wie viele Therapien und welche Therapien wurden durchgeführt?

Wie viele Therapien und welche Therapien waren erfolglos?

War eine Therapie erfolgreich? Wenn ja: Wie lange dauerte es, bis Ihnen diese Therapie verordnet wurde?

Hat eine oder mehrere Therapien zu einer Heilung oder Eindämmung der Krankheit geführt?

Wie lange hat es gedauert?

Wie lange befanden Sie sich in ärztlicher Behandlung vor Feststellung der Diagnose bei gleicher Krankheitssymptomatik?

Wie lange befinden Sie sich in ärztlicher Behandlung nach endgültiger Diagnosestellung?

Hatten Sie Probleme mit der Durchsetzung Ihrer Therapie, bzw. mit der Kostenübernahme seitens Ihrer Krankenversicherung?

Haben Sie Probleme in der Durchsetzung von Krankengeldleistungen Oder von Rentenansprüchen? Wenn ja, welche?
Bitte schildern Sie auch die Dauer der Durchsetzung und dessen Ergebnis.

In Bezug auf die Schwerbehinderteneigenschaft, Erwerbsunfähigkeit, und Erwerbsfähigkeit (Umschulungsmaßnahmen) hatten Sie Probleme, diese Ansprüche durchzusetzen? Ihre Bemühungen der Situation abzuhelfen:

Wo haben Sie sich infiziert?

Welche Informationen wurden Ihnen über Ihre Krankheit öffentlich vermittelt?

Welche Organisationen, Vereinigungen und Ärzte haben Ihnen geholfen? Wie sah die Hilfe aus?

Haben Sie gegen Ärzte auf Fehlbehandlung, Schmerzensgeld, Schadensersatz geklagt? Gibt es bereits Entscheidungen? Wenn ja welche? Bitte reichen Sie Kopien der entsprechenden Bescheide und Urteile ein.

Haben Sie Strafanzeige gegen Ärzte z. B. wegen unerlassener Hilfeleistung oder Körperverletzung erstattet? Gibt es bereits Entscheidungen? Wenn ja welche? Bitte reichen Sie Kopien der entsprechenden Bescheide und Urteile ein.

Haben Sie Widerspruchsverfahren oder Klagen gegen die Krankenversicherung, gegen die Rentenversicherung, gegen die Berufsunfähigkeitsversicherung, gegen Versorgungsämter, gegen die Bundesagentur für Arbeit eingereicht?
Gibt es bereits Entscheidungen? Wenn ja welche?
Bitte reichen Sie Kopien der entsprechenden Bescheide und Urteile ein.

Bitte reichen Sie belegende Dokumente ein:
1) Kopien von Patientenakten, Ärztliche Atteste, Untersuchungsbefunde
2) Gutachten
3) Ablehnende Bescheide
Folgende Dokumente sind hier beigelegt:
Die o.g. Schilderungen und Angaben entsprechen der Wahrheit.

Ort Datum Unterschrift

<u>Erklärung gemäß Datenschutz</u>

Ich erkläre mich hiermit einverstanden, dass die auf diesem Blatt unter Träger und Kontaktperson genannten Empfänger meine gegebenen Informationen speichern und an Beauftragte Personen zum Zwecke der Einreichung von Beschwerden bei der OSZE, UN und dem US State Department (US-Außenministerium) und weiteren anerkannten Menschenrechtsorganisationen weiterleiten.

Ort Datum

Unterschrift

Ich bin damit einverstanden, dass meine Angaben in anonymisierter Form (Unkenntlichmachung von Namen und Orten) in Veröffentlichungen, Aufsätzen, Artikeln zum Thema Menschenrechte verwendet werden dürfen.

Ort Datum

Unterschrift

Bitte an folgende Empfänger abschicken:

VBCIe.V. Kirchturmstraße 13, 51063 Köln

Allgemeine Literatur über Borreliose

Asbrink, E., Hovmark, A.:
Successful cultivation of spirochetes from skin lesions of patients with erythema chronicum migrans Afzelius and acrodermatitis Chronica atrophicans. Acta Pathol Microb Immunol Scand 1985; Sect B, 93:161-163.

Berger, B.W., Johnson, R.C., Schwann, T.G.:
Clinical and microbiologic findings in six patients with erythema migrans of Lyme Disease. Am J Acad Dermatol 1989; 21:1188-91.

Cimmino, M.A., Azzolini, A., Tobia, F., Pesce, C.M.:
Spirochetes in the spleen of a patient with chronic Lyme Disease. Am J Clin Pathol 1989; 91:95-97.

Dorward, D.W., Schwann, T.G., Garon, C.F.:
Immune capture and detec-tion of Borrelia burgdorferi antigens in urine, blood, or tissues from infected ticks, mice, dogs, and humans. J Clin Microbiol 1991; 29(6):1162-70.

Harris, N.S., Stephens, B.:
Detection of Borrelia burgdorferi antigen in urine from patients woth Lyme borreliosis. 1995; 2(2):37-41.

Hassler, D., Riedel, K., Zorn, J., Preac-Mursic, V.:
Pulsed high dose ce-fotaxime therapy in refractory Lyme Borreliosis. Lancet 1991; 338:13.

Kirsch, M.:
Fatal adult respiratory distress syndrome in a patient with Lyme Disease. JAMA 1989; 259:2737-39.

LaVoie, P.E.:
Lyme Disease. Conn's Current Therapy 1991 pp 101-105.

Lawrence, C., Lipton, R.B., Lowy, F.D., Coyle, P.K.:
Seronegative chronic relapsing neuroborreliosis. Eur Neurol 1995; 35(2):113-117.

Liegner, K.B.:
Lyme Disease: the sensible pursuit of answers. J Clin Micro-biol 1993; 31(8): 1961-63.

Logigian, E.L., Kapan, R.F., Steere, A.C.:
Chronic neurologic manifestations of Lyme Disease. N Engl J Med 1990; 323:1438-44.

MacDonald, A.B.:
Gestational Lyme Borreliosis. Implications for the fetus. Rheumatic Disease Clinics of North America 1989; 15(4):657-677.

MacDonald, A.B., Berger, B.W., Schwann,T.G.:
Clinical implications of delayed growth of the Lyme Borreliosis spirochete, Borrelia burgdorferi. Acta Tropica 1991; 48:89-94.

Musher, D.M.:
Syphilis, Neurosyphilis, Penicillin, and AIDS. J Infect Dis 1991; 163:1201-1206.

Pachner, A.R., Itano, A.:
Borrelia burgdorferi infection of the brain: Characterization of the organism and response to antibiotics and immune sera in the mouse model. Neurology 1990; 40:1535-40.

Pfister, H.W., Preac-Mursic, V., Wilske, B.:
Latent Lyme neuroborreliosis: Presence of Borrelia burgdorferi in the CSF without concurrent inflammatory signs. Neurology 1989; 39:1118-20.

Preac-Mursic, V., Marget, W., Busch, U., Pleterski-Rigler, D., Hagl, S. Kill:
Kinetics of Borrelia burgdorferi and bacterial findings in the relation to the treatment of Lyme borreliosis. Infection 1996; 24(1):11-18.

Preac-Mursic, V., Wanner, G., Reinhardt, S., Wilske, B., Marget W.:
Formation and cultivation of Borrelia burgdorferi spheroplast L-form variants. Infection 1996; 24(3):218-225

Preac-Mursic, V., Weber, K., Pfister, H.W., Wilske, B.:
Survival of Borrelia burgdorferi in antibiotically treated patients with Lyme Borreliosis. In-fection 1989; 17(6):355-359.

Steere, A.C.:
Lyme Disease. N Engl J Med 1989; 321:586-96.

Steere, A.C., Dwyer, E., Winchester, R.:
Association of chronic Lyme arthritis with HLA-DR4 and HLA-DR2 alleles. NEJM 1990; 323:219-23.

Wahlberg, P., Granlund, H., Nyman, D., Panelius, J., Sappala, I.: Treatment of late Lyme borreliosis. Journal of Infection 1994; 29:255-261.

Literatur über Borrelien Serologie

Wien Klin Wochenschr 2002 Jul 31; 114 (13-14):601:5
Tylewska-Wierzbanowska S. Chmielewski T.
„Limitation of serological testing for Lyme Borreliosis; evalutation of ELISA and Western Blot in comparison with PCR and culture methods.“ Eur J Clin Microbiol Infect Dis. 1999 Aug: 18/(8): 551-60.

Goossens, HA.; Vanden Bogaard, AE., Nohlmans, MK.:
Evaluation of fifteen commercially available serological tests for diagnosis of Lyme Borreliosis.

Wien Klin Wochenschr 2002 114/13-14; 586-590
Ruzic-Sabljic, E., Maraspin, V., Cimpermann, J., Lotric-Furlan, S., Strle, F.: Evaluation of Immunofluorescence test (IFT9 AND immuno (western) blot (WB) test in patients with erythema migrans.

Literatur über Rickettsien

Acta Mediterranea di patologia Infectiva e Tropicale
1984 Vol. 3, J.B. Jadin,
1986 Vol. 5 Ph. Bottero,
1987 Vol. 6 nr.3 J.B.Jadin.

Bulletin Societé de Pathologie Exotique
1963 J. Gear P 588, Monteiro P680, S. Nicolau P691-714, J.G.Bernard P 758-793, N.R. Grist P684-687, A.MasBernard P714-724, Roche P724-740.

Clinique de la Résidence du Parc 1985
MS P.Le Gag
Relationships between Protozoa, virus and bacteria J.B. Jadin
Psychopathies Ph.Bottero
Buerger Disease C. Bourde
&Delanoi
Ann. Soc. Belge Med. Tropic.
Au Sujet des Maladies Rickettsiennes 1962 Vol. 3 J.Jadin P 321.

Infectious Diseaes and medical Microbiology 2nd Edition Braude P.810-814 Arch. Int. Med: Chronic Q Fever March 8 1993 Vol. 153 T. Brouqui et al. P.643
Update: Does Infection cause coronary Disease? Nov. 1997 P.Welsby P15.

Res. Vet. Scient:
Lympho Subpopulations in Peripheral Blood of sheep

Experimentally infected with Tick Borne Disease July 1991 Woldehiwet.

Journal of clinical Immunology (US):
Lymphocites Phenotype and Function in the CFS January 1993 13(1) Strauss et. Al. P 30

Maladies Infectieuses 1976 CH41 J. Orfilia

Arch. Inst. Pasteuer Tunis: Les Infections Superposées Sont á a la base des Faillites de l'Humanité. 1986 Vol. 63 P.Giroud JB Jadin P 97-99.

Lancet Vol. 347, April 1996 P 977, 978.

Bulletin Acadamie Nationale Medicine, Vol. 163. Nr. 6 1979 Giroud.

Bulletin Acadamie Pathologie Exotique January 1952.

Rickettsia and Rickettsial Diseases 1973 Brazinia.

Bulletin Societé Pathologie Exotique 1969 J.B. Jadin.

Annales of internal medicine January 1995.

ASBMT Vol. 3, 1952 J.B. Jadin.

EEG Report of 18 year old Epileptic February 1998 CL Jadin.

An emerging group of Pathogens in Fish, 1997 Oregon S.U Synopsis J.L. Fryer m. Mauel.

SAMJ Tetracycline in ME -fad or fact? Vol . 82 1992 Bettina Schön.

Pharmalogical Basis of Therapeutics 1991, Goodmann et. Al.

In vitro susceptibilities of Rickettsiae, 1997, University of NC.

Relation entre Protozoaires. Virus et Bacteries 1984 J.B. Jadin.
Rickettsial Disease Review of Medical Biology Ch 21, 1980 Jawetz.

8th Congress of American Rickettsioses Society 1990 M.Drancourt P Levy.

Académie Royale des Sciences d'Outre Mer 1991

CFS Manly Conference Australia 1999.

Chlamydia Protein linked to heart disease Science Magazine Vol .283 Feb. 1999.

The journal of experimental medicine –MS Vol 136 1972 R.I.Carp P 618.

Russian Journal of Microbiology, Epidemiology and Immunobiology Vol. 2 April 1998 OA Timasheva P 49-51.

Chlamydia and Artheriosclerosis – Journal of the American College of Cardiology June 1996 27(7) P. 1555-61.

MS and Chlamydia Pneumoniae Infection of the CNS Neurology Feb. 1998 Ed. T.K. Roberts.

The clinical and scientific basis of CFS – University of Newcastle, Australia
1998, Ed. T.K. Roberts.

Pathology illustrated, 1981, Govan, Mc Farlane, Callander, P. 553.

The Principle and Practice of Medicine, P. 607.

Jadin, J.B. : Archives de l'Institut Pasteur de Tunis Vol. 63 1986.

Baruk, H.:
1985. Psychoses et Nevroses. Quartorziéme édition p. 109
„Que sais-je?". Presse universitaires de France.

Burgdofer, W., And Brinton, L.P.:
1975. Mécanismes of transovarial infection of spotted fever rickettsiae in ticks. Am. New-York Acad. SC 266, 61-72.

Giroud, P.:
1976, Le lesions cardio-vasculaires des rickettsiose et de Chlamydioses (Néorickettsioses), Angéologie **28,** 175-182.

Giroud, P. et. Giroud, M.L.:
1944. Agglutination des rickettsies, Test de sero-protection et d'hypersensibilité cutanée.Bull. Soc. Path. Exot. **37,** 84.

Giroud, P. et Jadin, J.:
1954 a. Isolement chez l'homme au cours de syndromes Infectiex allant de l'exantheme simple á l'encéphalo-myocardite, d'un agent Virulent á la limited u groupe des rickettsies. C.R. Acad. Sci. **238,** 2039.

Giroud, P. et Jadin, J.:
1980. Présence de **Rickettsia prowazeki** dans la nature. Ce que l'on a constaté expérimentalement au cours des années. Bull. Acad. Nat. Med. Paris **164,** 415-419.

Giroud, P., Capponi, M. et Dumas, N.:
1966 Constatations personnelles faites sur les animaux domestiques ou sauvages et leurs parasites, concernant les rickettsies et les germes proches.
Arch. Inst. Pasteur des Tunis **43,** 293-299.

Le Gac, P.:
1974. A Rickettsioses, pararickettsioses et systeme nerveux.
Ann. Inst. Super. Sanita **10,** 275-296.

Le Gac, P.:
1974, 8. Presentation d'un film sur la sclérose en plaques.
Soc. Path. Comparée Mai – Juin, 45-50.

Le Gac, P., Giroud P. et Dumas N.:
1960. Sur une étiologie rickettsienne et Neorickettsienne possibile de la sclérose en plaques.
C.R. Acad. Des. Sc. **250,**1937-1938.

Micron, P., Giroud, P., Mathieu, L., Bernard, J.C., Larcan et Huriet Cl.: 1959.Rickettsioses et affections cardio-vasculaires. A propos de 27 observations.
Bull. Et. MEM. Soc. Med. Hop. Paris **1 et 2**, 23-32.

Literatur über Rickettsien Diagnostik

Extrait Du Traité de Biologie Appliquée
Sous la direction de H.R. Olivier
Tome II: Diagnostics microbiologiques.

Giroud, P. et Capponi, M.:
Le Diagnostic des Rickettsioses
Libraire Maloine S.A. Paris 1963.

Dumas J. et coll.:
Bactériologie médicale Editions médicales Flammarion.

Rivers, T.M., Horsfall, P.C.:
Viral and Rickettsial infections of man, 3 ed.
Lippincot, Philadelphie.

Zdrodoviskii, P.F., Golinevich, H.M.:
The rickettsial diseases, Pergamon Press, 1960.
Archives de l'Institut Pasteur de Tunis
Decembre 1959 (mumero du cinquantenaire
De Ch. Nicolle).

DeBever, J.:
La Micro Agglutination des rickettsies
Thése de Nancy 1961.

Literatur über CFS und Rickettsien Infektion

Chronic Fatigue Syndrom: A Biological Approach
Patrick Englebienne, Kenny De Meirleir
CRC Press, 2002, ISBN 0849310466.

www.geocities.com/hotsprings/spa/5276
(23 Seiten über Rickettsia in italienischer Sprache)
Darstellung der Theorie von Dr. Cecile Jadin über die Beziehung zwischen Rickettsia Infektion und neurologischen Krankheiten wie ME / Myalgischer Encefalopathie und Multiple Sklerose Darstellung des Micro Agglutinationstest von Giroud.

The challenge of chronic fatigue Syndrome:
International Conference Sydney December 1-2, 2001
(Darstellung der Forschungsergebnisse mit Einbeziehung
Der Thesen von Dr. De Meirleir und Frau Dr. Cecile Jadin aus Belgien)
im Google angeben „ an illness called fatigue author Dr. Cecile Jadin".

Rickettsiosis and Neurological Etiology
J.B. Jadin:
Provincial Institute voor Hygiene, Antwerpen, Belgium
Acta Mediterranea di Patologia Infettiva e tropicale
Estratto: Atti del/Proceedings of International Meeting „Rickettsiology":
The present and The future" Palermo, 21-28 June 1987,
Volume 6 Nr 3.

Journal of clinical Microbiology,
November 1997, Vol. 35 Nr. 11
Copyright 1997 American Society of Microbiology
Minirewiew
Laboratory Diagnosis of Rickettsiosis: Current Approaches to Diagnosis of Old and New Rickettsial Diseases
Bernard La Scola and Didier Raoult

Unité des Rickettsies, UPRESA 6020, Faculté de Médecine, Université Des La Méditerranée 13385 Marseille, Cedex 05, France.

Les Rickettsioses cinquante ans après la morte de Charle Nicolle
Par J. B. Jadin:
Archs. Inst. Pasteur Tunis 1986 N. 63 Seite 111-121
Imprimerie: Societé d'Arts Graphiques d'Edition et de Presse Tunis.

Literatur über CFS und Arsentherapie:

Akao, Y., Yamada, H., Nakagwa, Y.:
Arsenic-induced apoptosis in malignant cells in vitro
Leuk. Lymphoma 200, 37: 53-63

Andersson, M, Bagby, J.R., Dyrehag, L., Gottfries, C.:
Effects of staphylococcus toxoid vaccine on pain and fatigue in patients with fibromyalgia/chronic fatigue syndrome. Ero J. Pain 1998; 2: 133-142.

Bell, D.S.:
The doctor's guide to Chronic Fatigue Syndrome, Understanding, treating and living with CFIDS, Addison Wesley PublishingC. USA 1994.

Buchwald, D., Cheney, P.C., Peterson, D.L.Berch H., Wormsley, S.B., Geiger, A., Ablashi, D.V., Salahuddin, S.Z., Saxinger, C., Biddle, Rl, Kikinis, R., Jolsz, F.A., Folks, T., Balachandran, N., Peter, J.B., Gallo R.G., Komaroff, A. L A.:
Chronic Illness characterizes by fatigue: Neurologic and immunologic disorders and active human herpesvirus type 6 infection. Annlas of Internal Medicine, 1992; 116: 103-13.

Buttfield, I., Butt, H., Dunstan, H., MC Gregor, NR., Roberts, T.K.:
The Treatment of CFS; The Clincial and scientific basis of chronic fatigue syndrome: from myth towards management. International Meeting for Clinicians and Scientists. Sydney Australia, 1998.

Dunstan, MC Gregor, Roberts and Niblett & Tothkirsh:
in Journal of Chronic Fatigue Syndrom 7, 23-27 The development of laboratory –based tests in Chronic Pain and Fatigue: 1. Muscle catabolism and Coagulase negative Staphylococci which produce membrane damaging toxins.“ Soignet S.L., Maslak P., Zhu-Gang Wang., Jhanwar S., Calleja E., Dardasthi L.J. Corso D., De Blasio A, Gabrilove J., Scheinberg D.A., Pandolfi P.P., Warrel R.P. Complete Remission after treatment of acute promyelocytic leukemia with arsenic trioxide. The New England Journal of Medicine, 1998; 339(19): 1341-48.

Tarello, W.:
Chronic Fatigues Syndrom (CFS) associated with Staphylococcus spp. Bacteremia responsive to potassium arsenite 0,5% in a veterinary surgeon and his coworking wife. Handling with CFS animal cases.
Comparative Immunology Microbiology and Infectious Diseases. 2001. 24.233-46.

Tarello, W.:
Immunological Anomalies and Thrombocytopenia in 117 dogs and cats diagnosed with Chronic Fatigue Syndrome (CFS) Acta Veterinaria Hungarica 2003. 51.61-72

Waxman, S., Anderson, K.C.:
History and Development of arsenic derivates in cancer Therapy.
Oncologist. 2001. 6.3-10

Tarello, W.:
Chronic Fatigue Syndrome (CFS) in a family of dogs. Diagnosis and threatment of 3 cases. Vet On Line, 2000, 21 August: http://www.priority com/yct/cfsdogs.htm.

Tarello, W.:
Chronic Fatigue Syndrome (CFS) in horses: diagnosis and treatment of 4 cases. Comp. Immun. Microbiol. Infect. Dis. 2001, 24(1), 57-70.

Waxman, S., Anderson, K.C.:
„History of the Development of arsenic derivatives in cancer therapy“ ZHU X.H., Shen Y L, Jing Y.K., Cai X., Jia P.M., Huang Y., Tang W., Shi Apoptosis and growth inhibition in malignant lymphocites after treatment wih arsenic trioxide at clinically achievable concentrations. Journal of National Cancer Institute, 1999; 91 (9): 772-8.

Literatur über IPT

Brown, T.:
Relationship between mycoplasma antibodies and rheumatoid factors. Arthr. Rheumat. 1970;13: 309-310.

Catalog of Sciences, Beverly Hills, California Immunosciences Laboratory, Inc. 2001:9-10.

Clark, H.:
Determination of mycoplasma antibodies in humans. Bacter Proc. 1964;64:59.

Cullen, J.:
Insulin-like growth factor receptor, expression and function in human breast cancer. Cancer Res. 1990; 50:48-53.

Ford, Dr.:
The microbiological causes of rheumatoid arthritis: J. Rheumat. 1991; 18-1441-1442.

Granner, D.:
Hormones of the pancreas and gastrointestinal tract. In: Murray R, Granner D. Mayes Pr. Rodwell V. Eds. Harper's Biochemistry 24th ed. New York, McGraw-Hill, 1998, 581-596.

Harris, E.:
Rheumatoid arthritis: pathophysiology and implications for therapy. N. Engl J Med. 1990 ; 322:1277-1289.

Kushner, I.:
Changing Perspectives in the treatment of rheumatoid arthritis. J. Rheumat. 1992: 19:1831-1834.

Mountjoy, K.:
Insulin recptor recognition in cultured human tumor cells. Cancer Res. 1983; 43:4537-4542.

Paquette, J. C.:
Medicine of Hope. Translated from French by Alme'Ricci, 2001.

Ries, L. SEER:
Cancer statistics review, 1973-1991: Table and graphs. Beth4esda, MD:. NCI; 1994.

Rillema, J.:
Charasteristics of the insulin stimulation of DNA, RNA and protein metabolism in cultured human mammary carcinoma cells.
Biochimica et. Biophysica Acta. 1977; 475:74-80.

Rook, G.:
A reappraisal of the evidence that rheumatoid arthritis and several other idiopathic diseases are slow bacterial infections. Ann Rheumat. Dis. 1993; 52:830-838.

Ross, A., Hauser, M. D., Marion, A. (Hauser M.D):
Treating Cancer with Insulin Potentiation Therapy.

Schartz, B.:
Infectious agents, immunity and rheumatic diseases. Arthr. Rheumat. 1990; 33:457-465.

Swift, H.:
Pathogenic pleuropneumonia like organisms from acute rheumatic exudates and tissues. Science 1939; 89:271-272.

Tan. P.:
The microbial cause of theumatoid arthritis: time to dump Koch's postulates J. Rheumat. 1992; 19:1170-1171.

Walters, R.:
Options: The Alternative Cancer Therapy Book Honesdale, Pa. Paragon Press; 1993: 1-5.

Walter, R.: Options
The Alternative Cancer Therapy Book. Homesdale, Pa: Paragon Press; 1992.

Wolfe, F.:
Remission in rheumatoid arthritis J Rheumat. 1985; 12:245-249

Zapf, J.:
Insulin-like growth factors/somatomedins; structure, secretion, biological actions and physiological role. Hormone Res. 1986; 24:121-130.

www. IPTQ.org hosted by Chris Duffield, Ph.D

Literatur über Parasiten, über Krebs als Infektionskrankheit

Appleton, C.C., Maurihungirire, M., Gouvws, E.:
The distribution of helminth infections along the coastal plain of Kwazulu-Natal province, South Africa ; Annols of Tropical Medicine and Parasitology. 93(8):859-68. Dez. 99.

Becker, V., Schmidt, H.:
Die Entdeckungsgeschichte der Trichinen und der Trichinosis; Springer Verlag, Berlin, 1975
Becker W., Menk W.: Zoonosen Fibel. 2 Auflage., H. Hoffmann Verlag, Berlin, 1984 Becker W: Zoonosen Fbel, 4. Auflage. H. Hoffmann Verlag, Berlin, 1996.

Benzequir, AK., Capraru T., Aust –Kettis, A. Bjorkmann, A.:
High frequency of gastrointestinal parasites in refugees and asylum seekers upon arrival in Sweden; Scandinavian Journal of Infectious Diseases 31 (1): 79-82, 1999.

Bialek, R., Knobloch, J.:
Schistosomiasis in German children; Eur. J. Pediatr. (2000)159:530-534.

Bock/Supperer:
Veterinärmedizinische Parasitologie; P. Parey-Verlag, Berlin 1983.

Borkow, G., Bentwich, Z.:
Eradication of helminthic infections may be essential for successful vaccination against HIV and tuberculosis, Perspectives, Ref. No. 99-0404, Bulletin of World Health Organisation , 2000, 78(11), S. 1368.

Cantwell, A.:
The Cancer Microbe, Los Angeles, Ca. (USA): Aries Rising Press, 1990.

Chiodini, PL., Reid, AJC., Wiselka, MJ., Firmin, R., Forewaker, J.:
Parenteral ivermectin in Strongyloides hyperinfection: Lancet, Vol. 355(9197)(pp 43-44), 2000.

Dönges, J.:
Parasitologie mit besonderer Berücksichtigung humanpathogener Formen; Thieme Verlag 1988.

Enigk, K.:
Geschichte der Helminthologie im deutschsprachigen Raum; Gustav Fischer Verlag, Stuttgart , 1986.

Enzensberger, U.:
Parasiten, Eichhorn Verlag, Frankfurt ,2001.

Erzurumlu, K., Hokelek, M., Gonlusen, I., Tas, K., Amanvermez, R.:
The effect of albendazole on the prevention of secondary hydatidosis; Hepato Gastroenterology, Vol. 47(31)(pp 247-250), 2000.

Fibiger, J.:
Recherches sur un nématode et sur sa faculté de provoquer des néoformations papillomatouses et Carcinomatouses dans l'estomac de rat; Academie Royale des Sciences et de Lettrjres de Danemark: Extrait du Bullettin de l' Année 1913 Nr. 1
Burch Ph. Rj., Ein Nachruf mit Würdigung seiner wissenschaftlichen Arbeiten; Cantab MA, Leeds PhD, The Lancet, June 20, 1987, S. 1443.

Fonk, I.:
Seronegative Toxoplasmose – Was leistet das moderne Labor bei Immuninsuffizienz?
In: Voll, R.: Neue Forschungsergebnisse der Elektroakupunktur nach Voll; ML-Verlag, Uelzen, 1987.

Fonk, I.:
Darmparasitose - die zentrale Immunstörung- ein vergessenes Krankheitsbild, ML-Verlag, Uelzen, 1992.

Fonk, I.:
Darmparasitose in der Humanmedizin, Grundlagen – Klinik – Diagnostik, Therapie Akse Verlag 2002.

Fonk, I.:
Rickettsiose – System und Hauterkrankungen; AKSE Verlag, Wörthsee, 2001.

Fonk, I.:
Erworbene Hauterkrankungen /Rickettsienscabies – eine neues Krankheitsbild? Erfahrungsheilkunde 8, Seite 450-460, 1994.

Flury, F.:
Zur Chemie und Toxikologie der Askariden; Archiv für experimentelle Pathologie und Pharmakologie, BD. 67, XVII, 275-392, 1912.

Frank, W., Lieder, J.:
Taschenatlas der Parasitologie; Kosmos, 1986

Horeauf, A., Volkmann, I., Hamelmann, C., Adjei. O., Autenrieth, I., Fleischer, B., Büttner, D.:
Endosymbiotic Bacteria in worms as targets für a novel chemotherapy in filariasis; The Lancet, Vol. 355, 1242-1243, April 2000

Gerlach, S.:
Krebs und obligater Pilzparasitismus, Urban und Schwarzenberg Wien 1948, Semmelweis Verlag 1998

Mehlhorn, H., Peters, W.:
Diagnose der Parasiten des Menschen, Gustav Fischer Verlag, Stuttgart 1983

Mehlhorn, H., Düwel, D., Raether W.:
Diagnose und Therapie der Parasiten von Haus-, Nutz- und Heimtieren, Gustav Fischer Verlag 1986.

Mehlhorn, H., Eichenlaub, D., Löscher, T., Peters W.:
Diagnostik und Therapie der Parasitosen des Menschen; 2. Auflage, Gustav Fischer Verlag Stuttgart, 1995.

Reich, W.:
Der Krebs, Frankfurt 1976

Volkheimer, G.:
Intestinaler Wurmbefall: Leber Magen Darm 27 S.279-290, 5/97

Volkheimer, G.:
Intestinale Helminthosen , Praxisproben des Gastroenterologen: Z Gastroenterol 34:534-541, 1986

Westphal, A., Mohr W.:
Erkrankungen durch Protozoen; Parasitologie der Amöbiasis und anderer Darminfektionen, S. 255-271, Klinik der Lambliase S. 277-281, Klinik der Gegenwart BD X, 1985.

FAZ: Verborgene Mikroben werden sichtbar, 15.05.1992
FAZ : Fuchsbandwurm auf dem Vormarsch, 15.01.1992.

Literatur über Amalgam

Braak, E., Griffing, K., Arai, K., Bohl, J., Bratzke, H., Braak, H.:
Neuropathology of Alzheimer's Disease; What is new since A. Alzheimer? Eur Archiv Psychiatry Clin. Neurosci. 1999; **249:**14-22.

Daunderer, M.:
Handbuch der Amalgamvergiftung
Ecomed Verlag, München

Haley, B.:
The relationship of toxic effects of mercury to exacerbation of the medical condition classified as Alzheimer's disease. 2002
Available from: URL. http: //www.fda.gov/ohrms/dockets/dailys/02/ Sep02/091602/80027dd5.pdf.

Hahn, L.J., Kloiber, R., Leininger, R.W., Vimy, M.J. and Lohrscheider, FL.:
Whole-body imaging of the distribution of mercury released from dental fillings into monkey tissues. Faseb J.1990 4:3256-3260.

Hahn, L.J, Kloiber, R., Vimy, M.J., Takahashi, Y., and Lohrscheider, F.L:
Dental Silver tooth fillings: A source of mercury exposure revealed by whole body image scan and tissue analysis. Faseb J. 1989 3:2641-2646.

Klinghardt, D.:
Schwermetalle /Vergiftung und Entgiftung
(Vortrag vom 20 November 1996) redaktionell überarbeitet von Thomas Ernst.

Klinghardt, D.:
Amalgam Die Zeitbombe.
http:// members.aol.com/amalgam/klingartvortrag.html

Lohrscheider, F.L. and Vimy, M.J.:
Evaluation of the safety issue of mercury release from dental fllings Faseb J 1993 7:1432-1433.

Lohrscheider, F.L. and Vimy, M.J., and Summers, AO.:
Mercury exposure from siler tooth fillings, emerging evidence questions a traditional dental paradigm. Faseb J. 1995 9:504-508.

Mutter, J., Naumann, J., Schneider, R., Walach, H., & Boyd Haley:
Mercury and autism: Accelerating Evidence? www.nel.edu
Neorendocrinol.Lett.2005; 26(5)439-446 PMID:16264412.

Mutter, J., Naumann, J., Walach, J., Daschner, F.D.:
Eine Risikobewertung unter Berücksichtigung der neuen Literatur bis 2005
Gesundheitswesen 2005: **67:**204-216.

Mutter, J., Naumann, J., Sadaghiani, C., Schneider, R., Walach R.,:
Akzheimer Disease: Mercury as pathogenetic factor and apolipoprotein E as a moderator. www.nel.edu
Neorendocrinol.Lett.2004; 25(5).331-339.

Mutter, J., Naumann, J., Guethlin, C.:
Xenobiotikaauslietung bei einer Patientin mit Fibromyalgie, chronischer Erschöpfung und stammbetonter Adipositas.
Zeitschrift . **Forschende Komplementerärmedizin 2007**:17:39-44.

Pendergrass, J.C, Haley, B.E., Vimy, M.J., Winfield, S.A,, Lorscheider F.L.:
Mercury vapor inhalation inhibits binding of GTP to tubulin in rat brain; similarity to a molecular lesion in Alzheimer diseased brain: Neurotoxicology 1997; **18:**315-24.

Summers, A.O., Wireman, J.,Vimy,M.J. and Lorscheider, F.L., Marshall, B., Levy, S.B., Bennett, S. And Billard, L.:
Mercury released from dental amalgam („silver")filling provokes an increase in mercury-and antibiotic resistant bacteria in the oral and intestinal floras of primates. Antimicrob. Agents Chemother. 37, (1993) 825-834.

www. access.ch/private-users/amalgam

http://home.t-online.de/home/amalgam/klingh.htm

University of Calgary/ State Alberta/Canada
Faculty of medicine
FL Lohrscheider, CCW Leong, NI Syed
Dept. Of Physiology and Biophysics
How Mercury causes brain neuron degeneration
http://commons.ucalgary.ca/mercury/

Wojcik, DP., Godfrey, ME., Christie, D., Haley, BE.:
Mercury toxicity presenting as chronic fatigue, memory impairment ad depression: Diagnosis, treatment, susceptibility and outcomes in a New Zealand gneral practice setting (1994-2006) Neuroendocrinology letters 2006.27;415-423.

Literatur über Borna-Virus

Aeschbach, D., Dijk, D.J., Trachsel, L., Brunner, D.P. & Borbély, A.A.: *Neuropsychopharmacology* 11, 237-244 (1994).

Bartholini, G.: Neurosc.:*Lett.* 47, 351-355 (1984).

Bode, L., Dietrich, D.E., Stoyloff, R., Emrich, H.M. & Ludwig, H.:*Lancet* 349, 178-179 (1997).

Bode et al.:1997 Lancet 349:178-179.

Calabrese, J.R., Rapport, D.J., Shelton, M.D. & Kimmel, S.E.: *Neuropsychobiology* 38, 185-191 (1998).

Datta, S.: Cellular & Molecular *Neurobiology* 17, 341-365 (1997).

Datta, S. & Siwek, D.F. J.:*Neurophysiol.* 77, 2975-2988 (1997).

De Maertelaer, V., Hoffman, G., Lemaire, M. & Mendlewicz, J:. *Sleep* 10, 443-451 (1987).

Dieckhöfer et al.: 2004, Tierärztliche Umschau 59: 619-632.

Emrich, H.M., von Zerssen, D., Kissling, W., Moller, H.J. & Windorfer, A.: *Arch.Psychiatr.Nervenkr.* 229, 1-16 (1980).

Farah, J.M., Jr., Rao, T.S., Mick, S.J., Coyne, K.E. & Iyengar, S.: *Endocrinology* 128, 1875-1880 (1991).

Feldman, S. & Weidenfeld, J.: *Journal of Neural Transmission (Budapest)* 104, 633-642 (1997).

Ferszt et al.:
1999,Pharmacopsychiatry 32:142-147) (Dietrich et al., 2000, Bipolar Disorder 2: 65-70).

Gosztonyi, G. & Ludwig, H.: *Current Topics in Microbiology & Immunology* 190, 39-73 (1995).

Gray, T.S. & Bingaman, E.W.: *Critical Reviews in Neurobiology* 10, 155-168 (199**6).**

Holsboer-Trachsler, E., Wiedemann, K. & Holsboer, F.: *Neuropsychobiology* 19, 73-78 (1988)**Holsboer, F. & Barden, N**.: Endocr.Rev. 17, 187-205 (1996)

Jezova, D., Oliver, C. & Jurcovicova, J.: *Neuroendocrinology* 54, 488-492 (1991).

Jezova, D., Tokarev, D. & Rusnak, M.: *Neuroendocrinology* 62, 326-332 (1995).

Kupfer, D.J.: *Biol.Psychiatry* 38, 391-403 (1995).

Mangat, H.S., Islam, A., Heigenskold, C., Mustafa, A., Winblad, B. & Adem, A.: *NeuroReport* 9, 2011-2014 (1998).

Maquet, P. & Franck, G.: *Mol. Psychiatr.* 2, 195-196 (1997).

Maren, S.: *Molecular Neurobiology* 13, 1-22 (1996).

McCarley, R.W. & Massaquoi, S.G. J.: Sleep Res. 1, 132-137 (1992).

Miguez, I. & Aldegunde, M.A.: Life Sci. 46, 875-880 (1990).

Murck, H., Antonijevic, I.A., Schier, T., Frieboes, R.M., Barthelmes, J. & Steiger,A.: *Neurobiol.Aging* (1999) (in press).

Murck, H. & Steiger, A.: *Psychopharmacology* 137, 247-252 (1998).

Nofzinger, E.A., Schwartz, R.M., Reynolds, C.F., et al.: *Journal of Consulting & Clinical Psychology* 62, 83-91 (1994).

Olpe, H.R. & Schmutz, M.: *Int.Clin.Psychopharmacol.* 5 (suppl. 1), 9-13 (1990).

Orchinik, M., Weiland, N.G. & McEwen, B.S.: *Molecular & Cellular Neurosciences* 5, 451-458 (1994).

Papp, M. & Moryl, E.: *Eur.J.*Pharmacol. 263, 1-7 (1994).

Petty, F., Trivedi, M.H., Fulton, M. & Rush: A.J. *Biol.Psychiatry* 38, 578-591 (1995).

Riemann, D., Gann, H., Hohagen, F., Bahro, M., Muller, W.E. & Berger M.: *Neuropsychobiology* 27, 163-170 (1993).

Seifritz, E., Hemmeter, U., Trachsel, L., et al.: *Psychopharmacology* 120, 449-456 (1995).

Trullas, R. & Skolnick, P.: Eur.J.Pharmacol. 185, 1-10 (1990).

Vale, S., Espejel, M.A. & Dominguez, J.C.: *Lancet* 2, 437(1971).

Walden, J., Hesslinger, B., van Calker, D. & Berger, M.: *Pharmacopsychiatry* 29, 193-195 (1996).

www. medizin.de/gesundheit/deutsch/1942.htm

www. fachaertze.com/ziegler/fachinformationen/bornaviren.htm

www.fli.bund.de

www.biotech-europe.de/rubric/archiv/stichwort/w_97_06.htm

www.cdc.gov/ncidod/EID/vol12no4/05-1418.htm

www.psychiatrie-aktuell.de

www.rp-online.de

Juristische Literatur

BVerfG NJW 1988-2292
BSG-NJW '93(S) 3018
BSG NJW '96, 2451
BverfG-NJW '97, 3085
BverfG-NJW'99, 1805
BSG-NZS 2001, 319
BSGE 79, 125
BSG NJW'03, 460
BSGE 93, Seite 1/137/236
BverfG-NJW'06,891
BSG-NJW'07, 1380/1385
BSG, Urt. 04.04.06- B 1 KR 7/05 R (LSG Hamburg) /NJW 19/2007 Seite 1380

Autorin Porträt

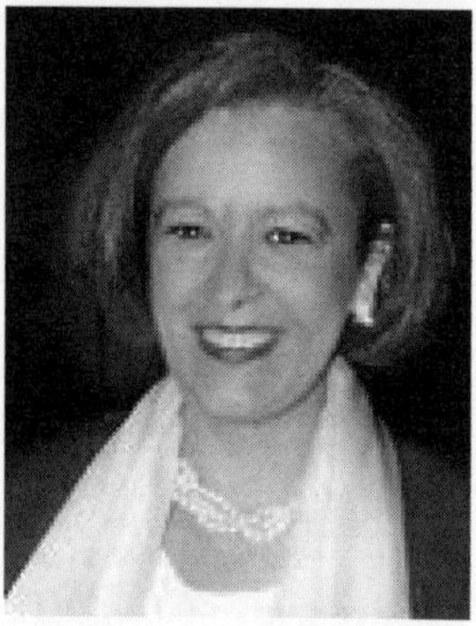

Teresa Maria Taddonio wurde 1953 in Italien geboren.
Nach einer Ausbildung als Übersetzerin und Dolmetscherin an der Höheren Schule für Dolmetscher und Übersetzer in Rom studierte sie an den Universitäten München und Bonn Politikwissenschaft, Recht und Neuere Geschichte im Magister Studium.
Sie arbeitete zunächst in München beim Deutschen Gewerkschaftsbund. 1988 begann sie, neben ihrem Studium journalistisch zu arbeiten.
Sie war dann erst als Volontärin und später als freie feste Mitarbeiterin für die Studiengruppe für Sozialforschung e.V./Marquartstein tätig. Gleichzeitig arbeitete sie für Printmedien wie die TAZ, für den Redaktionsdienst Health Care im Bereich Online-Journalismus, ferner für die bayerische Presse und im Bereich der medizinischen PR.

In ihrer beruflichen Laufbahn hat Teresa Maria Taddonio auf dem medizinischen Gebiet u.a. über folgende Themen geschrieben: Patientenimport aus Italien unter Hinzuziehung einer Analyse des italienischen und deutschen Gesundheitssystems, Verhältnis der Männer zu ihrer Gesundheit im Bereich einer Studie zur Andrologie in Italien und Deutschland, Patientenrechte und europäische Gesundheitssysteme, Infektiologie und Toxikologie, Umweltmedizin, Ergänzungsmöglichkeiten zwischen der alten Schulmedizin und der neuen alternativen Medizin, gesundheitspolitische Themen.

Im Dezember 2005 veröffentlichte sie das Buch „Zeckenbiss und dann."

Nach einer Fachausbildung zur Fach- und Wissenschaftsredakteurin hat sie 2007 für die TAZ NRW u.a. über Pro und Kontra der Gesundheitsreform geschrieben, ist weiter als freie Autorin und Journalistin tätig und arbeitet mit betroffenen Patienten und engagierten Ärzten im internationalen Austausch zusammen. **(www.vbciev.com)**

Footnotes

[1] Zur Gesetzesbegründung vergleiche insbesondere BR-Drucksache 566/99

[2]Die Vorschrift lautet: Die Information und Aufklärung der Allgemeinheit über die Gefahren übertragbarer Krankheiten und die Möglichkeiten zu deren Verhütung sind eine öffentliche Aufgabe. Insbesondere haben die nach Landesrecht zuständigen Stellen über Möglichkeiten des allgemeinen und individuellen Infektionsschutzes sowie über Beratungs, Betreuungs- und Versorgungsangebote zu informieren. und die „Aufgaben des Robert-Koch-Institutes[3]" sowie über ein „Bund-Länder-Informationsverfahren".

[3] Das Robert Koch-Institut soll u. a. nach dem Infektionsschutzgesetz für Fachkreise als Maßnahme des vorbeugenden Gesundheitsschutzes Richtlinien, Empfehlungen, Merkblätter und sonstige Informationen zur Vorbeugung, Erkennung und Verhinderung der Weiterverbreitung übertragbarer Krankheiten erstellen, Kriterien (Falldefinitionen) für die Übermittlung eines Erkrankungs- oder Todesfalls und eines Nachweises von Krankheitserregern erstellen, die nach diesem Gesetz übermittelten Meldungen zusammenstellen, um sie infektionsepidemiologisch aus zuwerten die Zusammenfassungen und die Ergebnisse der infektionsepidemiologischen Auswertungen den jeweils zuständigen Bundesbehörden, dem Sanitätsamt der Bundeswehr, den obersten Landesgesundheitsbehörden, den Gesundheitsämtern, den Landesärztekammern, den Spitzenverbänden der gesetzlichen Krankenkassen, der Kassenärztlichen Bundesvereinigung, der Berufsgenossenschaftlichen Zentrale für Sicherheit und Gesundheit (BGZ) und der Deutschen Krankenhausgesellschaft zur Verfügung stellen und diese periodisch veröffentlichen.

[4] Während das Bundesseuchengesetz nur die namentliche Meldepflicht kannte waren die Meldungen nachdem Geschlechtskrankheitengesetz nur in Ausnahmefällen, der die Meldungen über HIV-Infektionen nach der Laborberichtsverordnung niemals namentlich.

[5] Nach dem Infektionsschutzgesetz ist nur nichtnamentlich bei folgenden Krankheitserregern der direkte oder indirekte Nachweis zu melden: Treponema pallidum, HIV, Echinococcus sp., Plasmodium sp., Rubellavirus; Meldepflicht nur bei konnatalen Infektionen, Toxoplasma gondii; Meldepflicht nur bei konnatalen Infektionen

[6] Neu aufgenommen wurden aber Adenoviren, Hantaviren und Legionella sp.

[7] Nicht mehr enthalten sind Pocken, Milzbrand, Encephalitis, Ornithose, Q-Fieber ,Tularämie, Hepatitis B und C , Röteln und für Erwachsene und Kinder über 6 Jahren infektiöse Gastroenteritis

[8] Vorher nur Personen, die in ein Altenheim, Altenwohnheim, Pflegeheim oder eine gleichartige Einrichtung im Sinne des §1 Abs. 1 bis 5 des Heimgesetzes aufgenommen werden sollten, nunmehr auch für Personen, die in eine Gemeinschaftsunterkunft für Obdachlose, Flüchtlinge, Asylbewerber oder eine Erstaufnahmeeinrichtung des Bundes für Spätaussiedler aufgenommen werden sollen

Wichtige Adressen:

VBCI e.V
c/o Dr. med. Dieter Horn
Vogesenstr. 9a
81825 München

Beratung:
Kirchturmstr. 13
51063 Köln
Tel.: 0221-6209706
Fax: 0221-6209705

www.vbciev.com e-mail: vbci.e.v@web.de

JenaGen GmbH

Molekulare Analyse auf Borreliose und FSME Erreger

Löbstedter Str. 80

07749 Jena

Tel.: ++49-(0)3641-6285252

Fax: ++49-(0)3641-6285251

e-mail: info@jenagen.de

http: www.jenagen.de